# TRAITEMENT CHIRURGICAL DES BLESSURES DE GUERRE DE LA FACE ET DU COU

(NEZ, OREILLES, LARYNX)

# TRAITEMENT CHIRURGICAL
# DES BLESSURES DE GUERRE
# DE LA FACE ET DU COU

## (NEZ, OREILLES, LARYNX)

PAR

**ARISTIDE MALHERBE**

Chef du Service oto-rhino-laryngologique de l'Hôpital militaire
du Panthéon
Chirurgien-chef de l'hôpital auxiliaire 262
Chirurgien de la Clinique de l'Institution nationale
des Sourds-Muets de Paris.
Chirurgien consultant des Maisons d'éducation de la Légion d'honneur.

AVEC PRÉFACE

**De M. Emile CHAUTEMPS**

Médecin-chef de l'hôpital militaire du Panthéon
Vice-Président du Sénat.

Neuf planches hors texte

PARIS
VIGOT FRÈRES, ÉDITEURS
23, RUE DE L'ÉCOLE-DE-MÉDECINE, 23

1918

# TRAITEMENT CHIRURGICAL

# DES BLESSURES DE GUERRE

# DE LA FACE ET DU COU



## (NEZ, OREILLES, LARYNX)

PAR

**ARISTIDE MALHERBE**

Chef du Service oto-rhino-laryngologique de l'Hôpital militaire du Panthéon
Chirurgien-chef de l'hôpital auxiliaire 262
Chirurgien de la Clinique de l'Institution nationale des Sourds-Muets de Paris.
Chirurgien consultant des Maisons d'éducation de la Légion d'honneur.

AVEC PRÉFACE

**De M. Emile CHAUTEMPS**

Médecin-chef de l'hôpital militaire du Panthéon
Vice-Président du Sénat.

Neuf planches hors texte

PARIS
VIGOT FRÈRES, ÉDITEURS
23, RUE DE L'ÉCOLE-DE-MÉDECINE, 23

1918

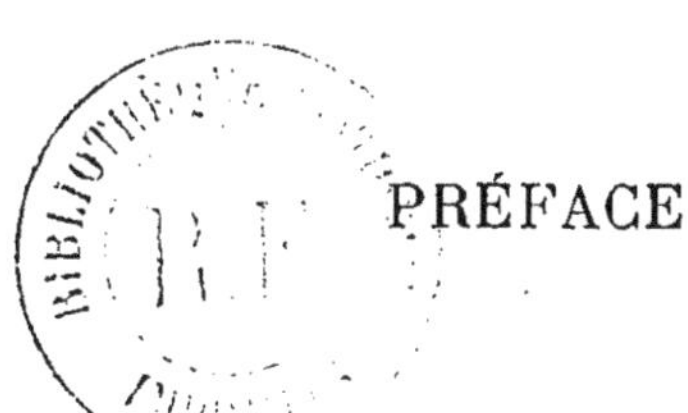

# PRÉFACE

Prié par M. Malherbe d'écrire une préface pour le travail qu'il publie aujourd'hui, je me déroberai, tout en plaçant ces quelques lignes sous ce vocable, à un honneur qui ne saurait appartenir qu'à un maître de la Science. Le savoir chirurgical ne se mesure pas au nombre des galons, et M. Malherbe nous fournit lui-même de cette vérité une preuve particulièrement décisive, puisque le chef distingué du service oto-rhino-laryngologique de l'hôpital militaire du Panthéon n'en porte aucun. Délié de toute obligation militaire, il a voulu néanmoins apporter sa part de dévouement à la grande œuvre qu'accomplit le Corps de Santé dans cette guerre sans précédent, et c'est à titre bénévole et complètement désintéressé que, depuis plus de trois ans, sur mes instances, il dirige notre service spécial, tout en remplissant dans une autre formation sanitaire les fonctions de médecin-chef.

J'ai lu avec le plus grand intérêt son travail si clair et si précis, dont la chirurgie tirera grand profit. J'ai connu personnellement beaucoup des blessés dont il rapporte les observations ; pour plusieurs d'entre eux l'habileté du traitement s'indiquait de façon lumineuse par les résultats obtenus : M. le Dr Malherbe, en effet, ne borna point ses interventions aux seules lésions de l'oreille, du nez et du larynx ; des faces horriblement mutilées furent l'objet d'autoplasties patientes et habiles, et j'ai présents devant les yeux de jeunes héros venus à l'hôpital dans un état de désorganisation lamentable, et dont le visage restauré conservera seulement la trace glorieuse de blessures qui avaient semblé au début devoir les défigurer à jamais.

Moins apparentes sont les guérisons portant sur les organes eux-mêmes, mais quelle reconnaissance ne conservent-ils pas à leur habile chirurgien ceux qui lui doivent de pouvoir recommencer à accomplir des fonctions essentielles, comme celles d'entendre ou de déglutir !

Le travail de M. Malherbe, dont il suffit de parcourir la table des matières pour en mesurer l'importance, met au point cette branche de la chirurgie avec les perfectionnements dont la guerre a été l'occasion. On verra à la description de certaines techniques que l'auteur y a mis sa note personnelle, toujours marquée au coin de l'observation la plus juste : tel, par exemple, son procédé en un temps de rhinoplastie, telles encore ses techniques pour la cure des fistules sinusales maxillaires traumatiques, ou pour la ligature des gros vaisseaux du cou.

Les planches que l'auteur a jointes à son travail contribuent d'ailleurs à illustrer le texte et constituent de véritables documents pris sur le vif.

Je ne m'avancerai pas davantage dans la voie de l'examen scientifique de l'œuvre que j'ai le grand honneur d'avoir à présenter au public médical, mais il me reste un devoir qu'il m'est agréable de remplir, celui d'adresser au Dr Malherbe l'expression de la vive reconnaissance de tous ceux qu'il a si habilement soignés et guéris.

Émile Chautemps,

Médecin principal de 2e classse,
Médecin-chef de l'hôpital militaire du Panthéon,
Vice-Président du Sénat.

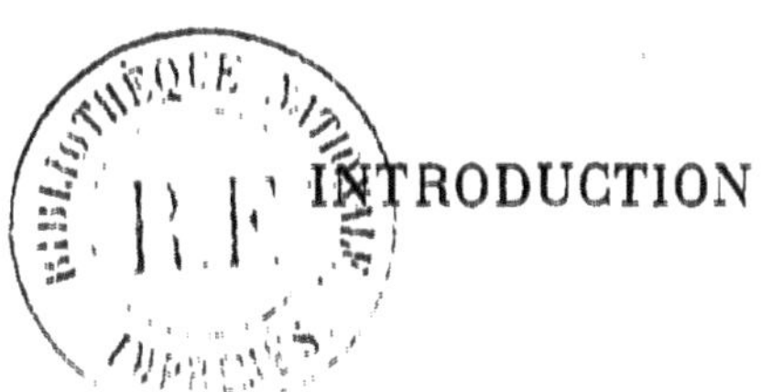

# INTRODUCTION

La chirurgie de guerre — l'expérience est venue le confirmer — diffère sensiblement de la chirurgie de paix. Ceci est vrai, non seulement pour la chirurgie générale, mais aussi pour la chirurgie spéciale dont je m'occupe ici.

Il est bien évident que les principes chirurgicaux restent toujours les mêmes, mais les conditions tout à fait nouvelles que créent les grands traumatismes provoqués par l'armement moderne impriment aux plaies de guerre des caractères propres à modifier certaines de nos techniques habituelles. On peut dire, en somme, que les plaies actuelles sont assez différentes de celles observées en temps de paix et même dans les guerres antérieures, pour commander des procédés de traitement appropriés.

C'est dans cet esprit que je voudrais, par quelques pages sur les plaies de guerre en oto-rhino-laryngologie, pages reflétant mon expérience déjà vieille de plus de trois ans, insister plus spécialement sur le mode de traitement que réclame ce genre nouveau de blessures.

Je passerai en revue successivement les plaies du nez et des fosses nasales, de leurs annexes ou sinus, de la bouche et du rhino-pharynx, de l'organe de l'audition et de la région cervicale et du larynx.

Ce qui frappe surtout dans cette variété de blessures, c'est qu'elles ne sont pas toujours limitées à un organe déterminé, mais qu'elles intéressent le plus souvent simultanément des organes voisins et même des régions assez éloignées. Certaines plaies de la face et du cou, par exemple, peuvent obliger à des interventions urgentes — telles que ligatures de vaisseaux à distance — que le chirurgien spécialiste doit savoir faire et faire sans retard. Aussi est-il absolument nécessaire qu'il soit, dans toute l'acception du mot, un *chirurgien* et un *anatomiste*.

La chirurgie oto-rhino-laryngologique s'était déjà considérablement développée depuis quelques années ; la guerre ne pouvait manquer, hélas ! d'élargir son domaine.

Par ce travail, qui n'est point un exposé didactique de cette branche spéciale de la chirurgie, mais seulement une étude occasionnelle des acquisitions qu'elle a faites au cours de ces terribles années, je me suis proposé seulement d'apporter ma modeste contribution à la technique thérapeutique de ces sortes de blessures, en ajoutant ce chapitre nouveau à leur histoire.

Cette étude que je me suis efforcé de rendre claire et aussi précise que possible, est divisée en cinq parties. La première et la deuxième sont consacrées au traitement chirurgical des plaies de guerre du nez, des fosses nasales et de leurs annexes ou sinus de la face ; la troisième s'occupe des lésions du rhino-pharynx, du pharynx, des amygdales, du voile du palais, de la langue, des joues et des lèvres ; la quatrième traite des blessures se rapportant à l'organe de l'audition ; enfin la cinquième partie résume le traitement des blessures du cou : larynx, trachée, région hyoïdienne, vaisseaux et nerfs.

C'est dire qu'on trouvera traitées ici nombre de questions qui naguère encore étaient peu connues. Quelques planches contribuent à éclaircir le texte.

Cette étude est le résumé d'observations et d'interventions presque toutes faites à l'hôpital militaire du Panthéon.

Aussi adresserai-je l'expression de ma bien vive reconnaissance à M. le Sénateur Emile Chautemps, Médecin-Chef et fondateur de cet hôpital, dont il a fait un établissement modèle.

J'apprécie grandement tout l'honneur qu'il m'a fait en me confiant un si intéressant service sous sa haute et bienveillante direction.



Paris, décembre 1917.

A. Malherbe.

# TRAITEMENT CHIRURGICAL
## DES BLESSURES DE GUERRE
# DE LA FACE ET DU COU
## (NEZ, OREILLES, LARYNX)



## PREMIÈRE PARTIE

### I. — BLESSURES DU NEZ ET DES FOSSES NASALES

#### A. — **Traitement immédiat.**

Par le fait même de leur situation, le nez et les fosses nasales sont exposés aux nombreux traumatismes qui accompagnent non seulement les blessures du crâne, mais encore celles qui intéressent la face. Mal protégé, même par le nouveau casque, le nez peut être atteint et lésé plus ou moins profondément par les engins multiples et formidables que la guerre actuelle a créés. Ce sont surtout les projectiles explosifs qui occasionnent plus particulièrement ces blessures. Il serait désirable qu'un masque, complétant celui que l'on a tenté pour la protection des yeux, descendit assez bas pour soustraire le nez, ainsi que toute la partie supérieure de la face, aux divers agents vulnérants qui les menacent constamment.

## 1° Contusions

La région nasale est sujette à des *contusions* fréquentes, contusions produites, soit par des coups directs, soit par des chutes sur la face. J'ai eu l'occasion de voir des nez plus ou moins écrasés, à la suite de coups de crosse de fusil portés sur des blessés tombés à terre. Suivant la violence du choc, on peut constater alors, soit une violente contusion, soit des fractures du squelette. Moins violentes sont, en général, les contusions résultant d'une chute à la suite d'une explosion de mine ou d'un enfouissement.

D'après les lésions, le traitement variera suivant que la contusion porte sur la racine du nez ou, au contraire, sur les parties inférieures de l'organe. Dans le premier cas, l'ecchymose ou l'épanchement sanguin qui apparaît aux points contus et peut empiéter sur les parties internes des paupières seront traitées par des compresses chaudes résolutives. Dans le second cas, ce qu'on observe surtout, ce sont des épistaxis par suite de la vascularité, de la friabilité de la muqueuse de cette région. Le traitement de ces épistaxis, sur lequel je reviendrai, ne présente ici rien de particulier.

Cependant, lorsque le corps vulnérant a une grande force, on peut observer des symptômes de commotion cérébrale, étant donné la forme en voûte des os propres du nez, qui permet la transmission directe du choc à l'étage antérieur de la base du crâne. Il peut même se produire une fracture de la lame criblée de l'éthmoïde, et l'on comprend que, dans ces conditions, la contusion vraie du nez reste au second plan.

## 2° Plaies

### a) *Plaies par instruments piquants.*

Les *plaies* de la région nasale peuvent résulter de blessures produites par un coup de baïonnette ; en général, celle-ci pénètre assez profondément et peut léser, non seulement les fosses nasales, mais aussi les organes voisins. Ces plaies, qui répondent aux *plaies par instruments piquants* des anciens auteurs, sont relativement rares dans la guerre actuelle. Elles peuvent n'intéresser que les parties molles, ou bien, à la fois, les parties molles et le squelette, ou encore les parties molles, le squelette et la muqueuse nasale, constituant des plaies pénétrantes. La pénétration peut même être plus profonde et atteindre les cavités voisines des fosses nasales : l'orbite, les sinus de la face, la cavité cranienne.

Les plaies par instruments piquants ne présentent guère de gravité que lorsqu'elles sont pénétrantes. On observe alors de l'emphysème sous-cutané — surtout dans les plaies occupant la partie supérieure du nez — emphysème qui se produit quand le blessé se mouche, par exemple. Cet emphysème disparaît assez vite. S'il persistait, il conviendrait de pratiquer quelques mouchetures et de faire un peu de compression.

L'hémorragie, en général, s'arrête assez facilement par un tamponnement fait à l'aide de mèches de gaze stérilisées dans les fosses nasales. La plaie doit être nettoyée soigneusement et obturée par un pansement aseptique, de façon à éviter les infections secondaires. S'il existe déjà de la rougeur et du gonflement, on se trouvera bien d'appliquer tout d'abord quelques pansements humides à l'aide de compresses imbibées d'eau alcoolisée ou d'eau salée.

B) *Plaies par instruments tranchants.*

*Les plaies par instruments tranchants* sont faites généralement par coups de sabre. On les observe encore plus rarement que les précédentes, par suite du rôle peu marqué de la cavalerie depuis le début de la guerre. Lorsqu'elles sont superficielles et lorsqu'elles intéressent le bord des narines, il suffira de réunir les lèvres des lambeaux à l'aide de points de suture au crin de Florence ou à la soie.

A-t-on affaire, au contraire, à des plaies pénétrantes? Voici, suivant moi, la conduite à tenir: dans les plaies verticales du dos du nez, on rapprochera les lambeaux, soit à l'aide de points de suture, soit à l'aide de bandelettes collodionnées ; dans celles qui intéressent la partie inférieure et les ailes du nez, on pratiquera toujours la suture. Le même traitement sera appliqué dans les plaies transversales siégeant sur un ou sur les deux côtés du nez, qui retombe alors sur la lèvre et qui n'est maintenu dans sa position que par la cloison ou la sous-cloison. La suture soignée est encore plus indiquée quand la section est plus complète et que l'organe ne se trouve plus retenu que par un mince pédicule. J'ai eu l'occasion de pratiquer, avec réussite complète, la réunion de quelques plaies transversales de la moitié supérieure du nez, des deux parties correspondantes des joues et de la lèvre supérieure. Celles-ci n'avaient pas été réunies immédiatement ; néanmoins, après léger avivement des bords, je fis la suture secondaire et la guérison eut lieu en quelques jours. Ces réunions secondaires s'expliquent très bien par la grande vascularisation de la face, et il me semble légitime de toujours les tenter.

Il peut arriver aussi que le nez soit complètement sectionné et qu'une partie plus ou moins grande de l'organe se trouve tout à fait détachée. On sait qu'il existe des cas où la réapplication du morceau détaché a donné entière satisfaction. Je suis tout à fait d'avis de suivre cette pratique, à la condition d'être en possession du morceau sectionné — ce qui est rare — et qu'ensuite il ne se soit pas écoulé un temps trop long depuis la blessure. Autrement, on attendra que la blessure soit guérie pour réparer, par autoplastie, la partie du nez qui fait défaut.

### c) *Plaies par projectiles de guerre.*

Les plaies nasales, de beaucoup les plus fréquentes dans la guerre actuelle, sont *les plaies par projectiles de guerre* proprement dits (plaies par instruments contondants des anciens auteurs) : plaies par éclats d'obus, de grenades, plaies par shrapnell et balles. La diversité en est très grande.

Les éclats d'obus, de forme et de volumes variables, donnent rarement lieu à des plaies superficielles. Il s'agit presque toujours de plaies pénétrantes, intéressant plus ou moins, non seulement tous les plans de la région nasale, mais aussi les organes voisins. Toutes les parties de cette région peuvent être atteintes. Le degré de pénétration varie à l'infini. Tantôt l'éclat produit une blessure en tranchée plus ou moins profonde, tantôt il s'agit d'un séton traversant une ou les deux fosses nasales, soit que l'éclat ne fasse que traverser la région, soit qu'il aille se loger dans un organe voisin, soit enfin qu'il reste inclus dans l'intérieur ou les parois. Parfois, c'est à peine s'il existe au niveau du nez ou dans les régions voisines un orifice de dimension restreinte; parfois la perte de substance produite par le projectile est énorme. J'ai vu fréquemment des blessés présentant une perte presque totale du nez avec destruction des os propres, de la cloison, de la sous-cloison, des cornets et de l'ethmoïde ; parfois le plancher était lui-même atteint et la plaie communiquait avec la cavité buccale; d'autres fois les sinus frontaux et maxillaires étaient ouverts : tantôt tout l'organe avait complètement disparu, tantôt il ne restait plus que le lobule du nez ; dans d'autres cas, au contraire, il n'existait aucune lésion apparente, mais un éclat ayant pénétré par un autre organe, la joue, l'orbite, la bouche, était venu se loger dans la cloison, ou bien au niveau de la paroi externe des fosses nasales.

Étant données les dimensions des fosses nasales proprement dites, on ne peut guère rencontrer dans leur intérieur, que des éclats d'obus ou de grenades de volume relativement restreint. Les grands délabrements dont j'ai parlé sont le fait d'éclats plus volumineux ou dont la force de projection a été plus grande. C'est ainsi, par exemple, que les balles, qui sont douées d'une vitesse plus considérable, peuvent traverser les fosses nasales, sans y provoquer de grands désordres. J'ai vu des blessés chez qui une balle, ayant pénétré au niveau de la joue, n'avait fait que traverser les fosses nasales perforant la paroi externe, la cloison, l'autre paroi, et étant ressortie par l'autre joue, n'occasionnant, pour tout dégât, qu'une double synéchie de la partie moyenne. Dans plusieurs cas, au contraire, certaines balles, soit que leur vitesse ait diminué, soit qu'elles aient rencontré un plan osseux résistant, déterminent des éclatements terribles, avec pertes de substances du massif naso-facial.

Les balles de shrapnell causent la plupart du temps aussi des délabrements considérables ; mais elles restent rarement dans les fosses nasales et vont plutôt se loger dans les sinus maxillaires ou dans les organes voisins après avoir traversé la région. J'ai cependant observé un blessé, chez qui un shrapnell, après avoir pénétré au niveau de la région sous-maxillaire droite, avait traversé la bouche, le palais, et était venu tomber dans la fosse nasale gauche.

Quelle que soit la variété des projectiles qui puissent intéresser la région nasale, deux choses surtout intéressent au point de vue du traitement.

Ou le projectile n'a fait que passer, déterminant, comme je l'ai dit, des lésions qui varient à l'infini, depuis une blessure presque insignifiante jusqu'à des délabrements considérables, ou, au contraire, le projectile est resté dans la région nasale, quelles que soient, d'ailleurs, sa nature et ses dimensions. Dans le premier cas, nous avons affaire à des blessures qui, suivant leur étendue et leur gravité, réclament des soins tout particuliers. Dans le deuxième cas, il convient tout d'abord de débarrasser le blessé de son corps étranger.

Avant tout, il est indispensable de faire radioscoper et mieux radiographier le blessé. Ces épreuves renseignent et sur la présence du projectile et sur l'état du squelette.

Le traitement des plaies superficielles de la région nasale par projectile pourra parfois ne pas différer beaucoup de celui que j'ai indiqué pour les plaies précédentes. Ici, cependant, la réunion par suture sera moins fréquente, par suite de la contrition des tissus et de leur mortification.

Pour les plaies profondes et anfractueuses, on surveillera la chute des eschares et l'élimination des parties nécrosées. Il sera bon de pratiquer des pansements fréquents, pansements alcoolisés, accompagnés de lavages prudents avec des solutions salées. Ce n'est que plus tard, quand toute trace de suppuration aura disparu et que les cicatrisations cutanées et muqueuses seront achevées, qu'on pourra songer à réparer les pertes de substance par des autoplasties appropriées.

### D) *Fractures.*

Les lésions du *squelette,* je le répète, sont fréquentes. Non seulement les os propres du nez peuvent être fracturés avec ou sans déplacement, mais ils peuvent être atteints de fractures comminutives avec élimination de fragments, fractures pouvant atteindre la lame perpendiculaire et la lame criblée de l'ethmoïde. Souvent aussi, il y a fracture concomitante de l'apophyse montante du maxillaire ou de l'unguis, d'où la possibilité ultérieure d'un rétrécissement du canal nasal.

La cloison et les trois pièces qui la composent : la lame perpendiculaire de l'ethmoïde, le vomer et le cartilage de la cloison, sont également le siège de fractures complètes ou incomplètes avec pertes de substance. Dans les formes légères, elles donnent lieu simplement à des épistaxis ou à des hématomes.

Le traitement de ces fractures se fait en même temps que celui de la peau et de la muqueuse — traitement aussi minutieux que possible dans les fractures compliquées — consistant à obturer légèrement la fosse nasale correspondante avec des mèches de gaze aseptique pour empêcher l'infection du foyer de la fracture. Souvent, il existe un gonflement énorme des parties molles, et il faut attendre qu'il ait diminué pour traiter la lésion osseuse. Mais il ne faut pas attendre trop longtemps, car la consolidation est très rapide et un retard trop grand pourrait amener des déformations irréparables. Au bout de quatre ou cinq jours environ, on peut réduire les déplacements et maintenir cette réduction en place. La réduction se fera à l'aide de pinces et on la maintiendra avec des tampons placés extérieurement et des mèches bourrant les cavités intérieures. Je préfère les mèches et les tampons aux appareils nombreux et compliqués qui ont été préconisés ; d'abord, parce que, de cette façon, on agit plus aseptiquement, et que, d'autre part, les appareils plus ou moins rigides qui entrent dans les fosses nasales sont le plus souvent mal supportés et que l'on est obligé de les enlever de très bonne heure. De plus, les appareils plâtrés produisent une compression peu compatible avec le gonflement des parties molles et ne sont guère applicables quand il existe des plaies des téguments ainsi que cela a lieu la plupart du temps.

### c) *Projectiles.*

J'ai dit qu'il n'était pas rare de voir les projectiles rester inclus dans les fosses nasales. J'en ai rencontré de nombreux exemples. Dans ces cas, il est de toute première importance d'en débarrasser le blessé. Presque toujours il s'agit d'éclat d'obus. Si le projectile est libre dans les cavités nasales, rien n'est plus facile, en pratiquant l'examen rhinoscopique, que de le saisir avec une pince. Mais s'il est plus ou moins enchâssé dans les parois des fosses nasales, il convient de l'en déloger. Parfois, on pourra y parvenir en incisant la muqueuse et en l'extirpant à l'aide d'une curette ou d'une pince. Enfin, souvent, il est comme incrusté dans les parois osseuses, caché profondément, et force est d'avoir recours à la radiographie.

S'il est peu volumineux et s'il est facilement accessible, on pourra tenter son extraction par les voies naturelles. Dans le cas contraire, il faut avoir recours à la méthode externe ; on incisera ainsi, tantôt sur la ligne médiane du nez, tantôt au niveau du sillon naso-génien, tantôt enfin on pratiquera la rhinotomie latérale en rabattant le nez sur la joue opposée. De toute façon, l'épreuve radiographique s'impose, et il sera prudent de ne pas tenter l'extraction avant d'avoir fait situer au préalable le projectile.

En suivant cette méthode, il m'a toujours été facile d'enlever les nombreux éclats qu'il m'a été donné d'observer. Ce *modus faciendi* est d'autant plus indispensable que le projectile est plus petit et qu'il a pénétré dans les parties osseuses.

### 3° Complications des plaies de la région nasale.

Parmi les accidents pouvant compliquer immédiatement les blessures de la région nasale, je mentionnerai les hémorragies, les hématomes de la cloison et, enfin, les accidents d'ordre septique : lymphangite et érysipèle.

#### a) *Hémorragies.*

Le traitement des hémorragies ou *épistaxis* ne présente, dans les blessures de la muqueuse, rien de spécial. Souvent le sang s'arrête spontanément et il se forme un caillot mou, peu adhérent, qui supprime l'écoulement sanguin ; mais l'hémorragie n'est parfois que suspendue et elle se reproduit quelques minutes ou quelques heures plus tard, à la suite d'un effort.

Si des hémorragies successives se répétaient, le blessé pourrait s'épuiser. Il en sera de même s'il ne se forme pas de caillot. Dans ce cas, le blessé se refroidit aux extrémités, des nausées et des vomissements apparaissent, le pouls devient rapide, petit, la vue s'obscurcit, il y a tendance à la syncope et la mort peut survenir.

Le meilleur traitement de cette épistaxis traumatique consiste à tamponner les fosses nasales à l'aide de mèches stérilisées, appliquées autant que possible au siège de l'hémorragie, mèches qu'on pourra imbiber d'une solution d'antipyrine ou d'adrénaline ou simplement avec de l'hémostyl. Ces mèches devront rester en place pendans quarante-huit heures.

### B) *Hématome.*

*L'hématome* de la cloison survient à la suite de chocs portés sur le nez. Il se forme au niveau de la cloison une tuméfaction arrondie, unilatérale ou bilatérale, tuméfaction qui s'explique par le défaut d'adhérence de la muqueuse nasale à la cloison, et se produit sous l'influence d'une torsion ou d'une fracture de cette cloison.

Il convient de ponctionner au bistouri la poche sur les deux côtés, et une fois le liquide séro-sanguin écoulé, d'introduire dans les deux narines, des mèches de gaze stérilisée ayant pour but de recouvrir la plaie et de repousser la muqueuse au contact de la cloison pour favoriser son recollement. On laissera ces mèches en place quarante-huit heures et on les renouvellera pendant quelques jours jusqu'à ce que muqueuse et parois soient réunies.

### C) *Lymphangites et érysipèles.*

Quant aux *lymphangites* et *érysipèles* pouvant compliquer les plaies nasales de guerre, leur traitement rentre dans le traitement des érysipèles de la face et ne présente rien de spécial à signaler ici.

## B. — Thérapeutique chirurgicale éloignée.

Trois conditions capitales dominent toute la thérapeutique chirurgicale des plaies de guerre, dans la région dont je m'occupe.

La première, c'est le traitement immédiat et logique des plaies. J'ai indiqué en quoi il consistait.

La seconde, qui est non moins importante, c'est d'assurer le bon fonctionnement physiologique de l'organe. Il faut que les fosses nasales restent perméables, condition indispensable au premier chef, non seulement pour l'acte de la respiration, mais aussi pour le sens du goût et de l'odorat. Voilà pourquoi, dans presque toutes les plaies intéressant ces régions, on devra s'efforcer de maintenir la perméabilité des fosses nasales, en tamponnant leurs cavités à l'aide de mèches ou drains. On évitera ainsi la production de synéchies de la cloison avec les parois, la déviation de la cloison ou le rétrécissement des narines dont j'ai constaté maints exemples, et l'on n'aura pas, dans la suite, à pratiquer des opérations pour remédier à ces infirmités qui auraient pu être facilement évitées.

Enfin, la troisième condition qu'il faut remplir est d'ordre esthétique. Elle consiste à réparer les pertes de substances et les difformités nasales qui mettent non seulement le blessé en dehors des conditions de notre vie sociale, mais l'exposent à une série de troubles fonctionnels, surtout accusés lorsqu'il y a destruction de la portion cartilagineuse du squelette et à plus forte raison de l'organe tout entier.

Ceci m'amène à dire un mot de la restauration du nez, autrement dit de la rhinoplastie qui est *totale* ou *partielle.*

## 1° Restauration totale

Trois méthodes peuvent être employées pour la réfection totale du nez : *la méthode italienne*, *la méthode française*, *la méthode indienne.*

a) *La méthode italienne* convient seulement aux cas où la destruction s'étend si loin qu'on ne peut prendre un lambeau sur le front (méthode indienne) ou sur la joue (méthode française). Cette méthode qui nécessite un appareil compliqué de courroies ou de bandes plâtrées donne souvent des échecs : la réunion manque, parce que la suture s'infecte grâce au voisinage, des fosses nasales qu'il est impossible de bien aseptiser. En général, les résultats sont assez médiocres.

Elle consiste, comme on le sait, à former aux dépens de la partie inférieure et antérieure du bras, un lambeau qu'on laisse adhérent par un de ses côtés et que l'on applique sur la perte de substance préalablement avivée. Jusqu'à ce que l'adhésion soit complète, on maintient le bras attaché à la tête, puis on découpe le lambeau dans la forme et l'étendue convenables pour façonner un nez nouveau.

b) *La méthode française* consiste à disséquer et à décoller la peau du voisinage afin de la faire glisser et de l'amener, à l'aide de tractions, jusque sur la ligne médiane.

Ces procédés de tractions qui s'exercent de chaque côté ont le grave inconvénient d'amener un aplatissement rapide du nez reconstitué et sont plutôt applicables dans les restaurations partielles.

c) *La méthode indienne*, ou plutôt un procédé qui s'y rattache, est, suivant moi, celle qui est susceptible de donner les meilleurs résultats. C'est ce procédé que j'ai employé et que je vais décrire succinctement.

Ce qui importe surtout dans la rhinoplastie totale, c'est de donner un support aux lambeaux que l'on a taillés et de refaire en partie la cloison nasale détruite.

Pour arriver à ce résultat, voici ce que je conseille. Après avoir tracé, à l'aide d'un crayon dermographique, sur la peau du front, deux lambeaux répondant par leurs dimensions à la perte de substance que l'on veut combler,

1° On procède au détachement d'un lambeau frontal droit de dimensions calculées et on le rabat en bas, face cruentée en avant ; on le fixe par quelques points au catgut aux parties latérales et inférieures de la brèche nasale ; c'est le *lambeau doublure ;*

2° On détache le lambeau frontal gauche qui devra recouvrir le précédent en le faisant pivoter de façon à ce que sa face cutanée soit dirigée en avant : c'est le *lambeau couverture*. Après hémostase des parties saignantes à l'aide de pinces hémostatiques, on applique des compresses stérilisées sur ces différents lambeaux, compresses maintenues en place par un aide ;

3° On procède maintenant à la prise du cartilage costal de la 8e côte gauche. Au point de réunion d'une ligne verticale tracée à deux travers de doigt du mamelon gauche avec le rebord costal, on fait une incision sur la face antérieure de ce rebord, incision mesurant environ 8 centimètres et venant se recourber en haut à sa partie inférieure. On rencontre les fibres d'insertion du muscle grand oblique et le bord externe du grand droit de l'abdomen, recouvertes de leur aponévrose ; le bistouri, placé immédiatement sous le cartillage costal et rasant sa face inférieure, détache la pointe du 8e cartilage costal qui est facilement amené au dehors et sectionné d'un coup de ciseaux un peu en avant de son insertion à l'os. Des compresses stérilisées tamponnent la plaie qui est recouverte d'un champ.

4° Le cartilage est alors porté et placé sur le lambeau doublure ; un ou deux catguts fixent ses deux extrémités à ce lambeau. Immédiatement le lambeau couverture est ramené en bas, face cruentée en dedans, pivotant de 90 degrés et ses parties latérales et terminales sont suturées aux surfaces correspondantes du lambeau doublure et de la brèche nasale, à l'aide de points à la soie, de façon à fermer la plaie et à entourer complètement le cartillage costal, en contact immédiat avec les deux surfaces cruentées des lambeaux.

5° Les plaies frontales résultant de la prise des lambeaux sont rapprochées en partie par quelques points au crin de Florence, mais, en général, ne peuvent pas être entièrement comblées. Un pansement à plat est appliqué à ce niveau. Deux petits cylindres de gaze stérilisée sont appliqués sur les parties latérales du nez et deux drains sont introduits dans les narines. Le tout recouvert de gaze et d'ouate aseptiques maintenu par des bandes.

6° Il ne reste plus alors qu'à réunir la plaie costale à l'aide de quelques crins de Florence et à panser à plat.

Cette opération a l'avantage de réaliser la rhinoplastie avec greffe cartilagineuse, en un seul temps, ce qui, à ma connaissance, n'avait pas encore été fait. Elle fut pratiquée avec succès, pour la première fois par moi, il y a deux ans, chez un blessé ayant une perte totale du nez avec destruction complète de la cloison et des os propres du nez.

Depuis j'ai eu l'occasion pour des cas analogues de recourir à la même technique.

L'anesthésie au chloroforme est nécessaire, soit

qu'on la fasse à l'aide de compresses ou de tampons stérilisés, soit à l'aide d'un tube intra-trachéal. Avant de commencer l'opération je me suis bien trouvé de tamponner le cavum à l'aide d'une grosse mèche de gaze stérilisée, pour éviter la chute du sang dans les voies respiratoires.

## 2° Restauration partielle du nez

Elle comprend la restauration partielle du lobule, de la sous-cloison et de l'aile du nez.

a) *Restauration du lobule.* — La méthode indienne exposerait à la gangrène, à cause de la longueur du pédicule du lambeau ; il vaut mieux employer le procédé de Rouje (de Lausanne). On taille par deux incisions horizontales un lambeau quadrilatère sur le dos du nez, on mobilise sa partie médiane en glissant sous elle un ténotome ; puis, on l'abaisse de haut en bas, de façon à suturer son bord inférieur à la perte de substance du lobule. Quant à la brèche ainsi produite, elle est comblée par un lambeau semblable pris au-dessus du premier.

b) *Restauration de la sous-cloison.* — Le procédé de choix, à mon avis, est le procédé dit : procédé labial. Après avoir avivé jusqu'au bord libre de la lèvre supérieure, la face cutanée de la gouttière sous-nasale, on la circonscrit par deux incisions qui comprennent soit la moitié, soit toute l'épaisseur de la lèvre supérieure; on relève de bas en haut ce lambeau dont on suture l'extrémité inférieure au lobule et les côtés à la cloison. Quant à la perte de substance, elle est réparée par suture et la face cruentée du lambeau, qui se trouve extérieure, prend peu à peu les caractères de la peau.

c) *Restauration de l'aile du nez.*—Le meilleur procédé me paraît être celui de Denonvilliers. On taille un lambeau triangulaire à base inférieure, qui a son pédicule sur le côté opposé du lobule du nez. Une fois disséqué, on le fait glisser en bas, de telle sorte que sa base devienne le bord libre de la nouvelle aile. On fixe cette base par suture aux parties déclives externe et interne de la perte de substance. Tillaux a employé à peu près le même procédé, mais il taillait son lambeau sur le versant correspondant du nez, immédiatement au-dessus de la perte de substance.

Enfin, pour terminer ce chapitre ayant trait aux réparations nasales, je dirai un mot du traitement du rétrécissement et de l'oblitération des narines.

Dans le *retrécissement*, la dilatation avec des sondes métalliques ou des laminaires donne peu de résultats. Peut-être aurait-on plus de chance de réussir si l'on faisait précéder la dilatation d'incisions multiples sur le bord libre de la narine qu'elles déjettent en dehors.

Je préfère avoir recours à l'autoplastie par renversement, soit en enlevant, tout autour de l'orifice, la peau sur une étendue de 5 à 6 millimètres, puis en renversant la muqueuse en dehors et en la suturant à la peau, soit, au contraire, en réséquant la muqueuse et ensuite en entropionnant la peau.

Pour *l'oblitération des narines*, il faut avoir recours aux mêmes procédés : dilatation, incision autoplastique.

# DEUXIÈME PARTIE

## II. — BLESSURES DES ANNEXES DES FOSSES NASALES OU SINUS

Ainsi que je l'ai déjà signalé pour les fosses nasales elles-mêmes, les blessures de guerre intéressant leurs cavités annexes ou sinus sont presque toujours compliquées de lésions d'organes voisins. Cela contribue à donner à ces plaies une physionomie un peu particulière et par conséquent à exiger une thérapeutique chirurgicale différant souvent de celle appliquée ordinairement dans ces régions et en rapport avec les diverses lésions constatées.

Malgré les nombreuses modalités que ces plaies sont susceptibles de revêtir, je crois, pour en faciliter l'étude, pouvoir les grouper comme suit :

*A*) Blessures des régions fronto-ethmoïdales ;
*B*) Blessures des sinus maxillaires ;
*C*) Blessures des sinus sphénoïdaux.

### A. — Blessures fronto-ethmoïdales.

L'étude des blessures vraies de la région ethmoïdale rentre en partie dans celle des fosses nasales. J'ai montré que des éclats d'obus ou de grenades avaient pu venir se fixer dans le labyrinthe ethmoïdal et qu'il m'était arrivé d'en opérer plusieurs cas, soit par voie naturelle, soit par rhinotomie latérale. Cependant, étant donné les connexions anatomiques intimes des cellules ethmoïdales avec les sinus frontaux et par là même la possibilité d'infections secondaires entre ces deux régions, je crois bon de réunir dans un même chapitre le traitement de leurs blessures.

Ici, comme précédemment, je diviserai les plaies des sinus frontaux en plaies produites par instruments piquants, tranchants ou contondants. Ces dernières constituent, à proprement parler, la grande majorité des blessures de guerre.

A) *Plaies par instruments piquants ou tranchants.*

*Les plaies par instruments piquants ou tranchants* sont produites par les armes blanches et sont des plus rares. Quand elles n'intéressent que la paroi antérieure des sinus frontaux, elles ne présentent le plus souvent aucune gravité et peuvent être réunies immédiatement après ablation des esquilles. Il peut arriver cependant qu'elles s'infectent soit directement soit par l'intermédiaire des fosses nasales, d'où la persistance de la suppuration et la production d'une fistule consécutive. A cette variété de plaies, il conviendra d'appliquer le traitement de l'empyème fronto-ethmoïdal.

Enfin, l'agent vulnérant peut, après avoir perforé la paroi antérieure du sinus, intéresser la paroi postérieure et pénétrer dans la cavité cranienne. Ce genre de lésions rentre alors dans l'histoire des fractures du crâne et des plaies de l'encéphale qu'il m'a été donné d'observer avec une fréquence assez grande dans les blessures par projectiles de guerre.

B) *Plaies par projectiles de guerre.*

Dans ces dernières, qui répondent aux *plaies par instruments contondants* des anciens auteurs, les lésions sont des plus variées. Quelquefois, à la suite d'un coup, d'une chute, la peau restant presque intacte, la paroi antérieure du sinus est fracturée, mais, la plupart du temps, les téguments sont déchirés et le sinus communique plus ou moins largement avec l'extérieur. Ces plaies ne tardant pas à s'infecter et à infecter les cellules ethmoïdales, réclament un nettoyage complet de ces différentes régions ; abandonnées à elles-mêmes elles aboutissent presque toujours à la formation d'une fistule. Voici, selon moi, ainsi que je l'ai dit plus haut, ce qu'il convient de faire dans ces cas de fistulisation.

Sous anesthésie générale au chloroforme ou au chlorure d'éthyle, je pratique, à l'endroit de la fistule, une incision courbe au niveau du sourcil, incision qui descend légèrement vers la racine du nez. Après décollement du périoste à la rugine en respectant autant que possible le nerf frontal interne et l'artère, qui sont rejetés en dehors, je perfore à la gouge et au maillet la paroi antérieure du sinus de façon suffisante pour explorer sa cavité et la curetter soigneusement. Mais, je l'ai dit, les cellules ethmoïdales antérieures sont presque toujours infectées ; il est donc nécessaire de les ouvrir soit avec une fine gouge, soit avec une curette tranchante. Quand tout est détergé, il ne reste plus qu'à drainer en faisant communiquer les cavités fronto-ethmoïdales avec les fosses nasales par l'infundibulum.

Dans ce but, j'introduis, par la cavité du canal, un

style fortement recourbé qui vient sortir par la narine correspondante. Au stylet on fixe un drain terminé par une cupule analogue à celle des sondes urétrales à demeure. On tire le drain jusqu'à ce que sa cupule repose sur la partie inférieure du sinus et on le détache du stylet. Le drain est coupé juste au niveau de la narine. Les téguments incisés sont réunis, si possible, par une suture, après excision des bords de la fistule et des parties mortifiées. Il est rare que l'on soit obligé de drainer à ce niveau. Un pansement légèrement compressif est ensuite appliqué. A moins de contre-indication particulière, on enlève le drain à partir du deuxième ou du troisième jour.

Mais ce traitement convient seulement aux traumatismes peu importants et non aux lésions atypiques de ces régions. Car, encore une fois, il ne faut pas oublier que les blessures des sinus frontaux sont presque toujours accompagnées de désordres des organes voisins : plaies du crâne et du cerveau, perte d'un ou des deux yeux, grand délabrement du squelette orbitaire ou nasal, de telle sorte que la lésion sinusale passe au second plan. L'exemple suivant fera mieux saisir ce que je viens de dire.

Un blessé est amené dans mon service avec une vaste plaie de la région temporo-frontale droite, concentrique à l'arcade orbitaire supérieure ; elle intéresse le sinus et s'accompagne d'un enfoncement osseux de tout un secteur de l'os frontal avec légère hernie cérébrale. On note de la compression du globe oculaire et de ses annexes, kémosis, œdème de la paupière supérieure. Ce blessé avait, en outre, une autre plaie des régions zygomatique et malaire intéressant les parties molles et le plan osseux sous-jacent et allant en profondeur jusqu'à la partie supérieure de la voûte palatine. Symptômes d'excitation et d'inconscience passagère. Le traitement consista à enlever, sous chloroforme, la partie orbitaire enfoncée sur une étendue de 4 à 5 centimètres, après résection à la pince-gouge du bord inférieur de l'os frontal brisé et nettoyage sinusal. Au niveau de la fosse zygomatique, on enleva également plusieurs séquestres appartenant à l'os malaire, et toutes ces cavités furent bourrées avec des mèches de gaze stérilisée.

Ce blessé guérit très rapidement avec cicatrice et enfoncement de la région orbito-frontale droite, enfoncement et cicatrice qui six mois après, furent comblés par autoplastie cartilagineuse.

Dans certains cas il s'agit de projectiles qui sont restés inclus dans la cavité ou les parois du sinus.

La plupart du temps ces projectiles ont pénétré par les organes voisins : souvent par l'orbite, après avoir lésé l'organe de la vision, souvent aussi par la cavité cranienne ou par les fosses nasales. Quoi qu'il en soit, ou bien l'éclat reste inclus dans les parois, ainsi que j'en ai vu plusieurs exemples, ou bien, il tombe dans la cavité du sinus, ce qui est beaucoup plus rare, étant données les dimensions assez restreintes des sinus frontaux.

En présence de plaies de cette région, il est toujours bon de faire radiographier les blessés. De cette façon les projectiles ne passeront pas inaperçus et l'on pourra procéder à leur extraction. La localisation est peut-être ici moins utile ; cependant, pour certains petits éclats figés dans les parois osseuses, elle peut rendre des services.

Sauf indication spéciale, on abordera les projectiles par la voie frontale antérieure. On trouvera alors l'éclat, soit enchassé dans l'os, soit tombé dans la cavité du sinus d'où la curette peut facilement le ramener. C'est avec une extrême prudence qu'il conviendra d'extraire les projectiles qui ont pénétré dans la paroi postérieure sinusale. Cette paroi est si mince que la cavité cranienne est forcément ouverte, d'où le danger d'infection. Dans ce dernier cas il ne faudra pas refermer la plaie et l'on drainera par la face antérieure du sinus, à l'aide d'une mèche de gaze stérilisée.

Les perforations du côté de l'orbite présentent, en général, moins de gravité, parce que, presque toujours, 'œil a été enlevé. Sinon, il faudrait redouter la possibilité d'un phelgmon de l'orbite avec toutes ses conséquences.

### B. — Blessures des sinus maxillaires.

Comme pour le sinus frontal, les blessures du sinus maxillaire sont produites par des *instruments piquants*, *tranchants* ou *contondants*, mais surtout par les *projectiles d'armes à feu*. Ces plaies ne s'accompagnent pas toujours d'une solution de continuité des téguments, car il n'est pas rare de voir des balles ou des éclats d'obus ayant pénétré par un organe voisin, venir traverser le sinus, s'y loger ou, au contraire, continuant leur course, sortir par un point quelconque de la face ou encore s'y arrêter. Plus rarement la plaie est directe et s'accompagne d'une solution de continuité des téguments, avec fracture de la paroi et épanchement de sang dans la cavité du sinus. Les fractures de la paroi antérieure sont généralement comminutives avec enfoncement des fragments.

Comme complications de ce genre de plaies, je noterai la production d'un épanchement sanguin, la présence du projectile dans l'intérieur du sinus, les suppurations consécutives avec nécrose possible des parois et, enfin, plus tard, la formation d'une fistule.

Le traitement de ces fistules est analogue à celui de l'empyème maxillaire et ne présente ici rien qui puisse nous retenir.

Je passerai en revue successivement le traitement des plaies sinusales simples ou s'accompagnant de lésions d'organes voisins, et celui des plaies sinusales compliquées de la présence de projectiles dans leur cavité.

Quand le projectile n'a fait que traverser la région, il peut ou ne donner lieu qu'à une lésion très minime, ou, au contraire, produire des délabrements considérables. C'est ainsi que j'ai vu des blessés présentant de véritables éclatements du massif facial avec vaste perte de substance du squelette et des parties molles. Ces plaies, qui s'infectent facilement grâce au voisinage de la bouche et qui répandent une odeur caractéristique de sphacèle, doivent être traitées par des irrigations fréquemment répétées d'eau chloralée à 1 °/₀. Grâce à ce traitement, qui maintient une antisepsie à peu près constante, on voit les eschares se détacher et il est bien rare qu'il se produise des hémorragies ; puis la plaie bourgeonne, et enfin les pertes de substance se comblent d'une façon surprenante. Quand la cicatrisation est terminée, alors seulement on doit songer à pratiquer les autoplasties nécessaires.

Très souvent, comme je l'ai dit, les sinus maxillaires sont lésés par des projectiles ayant pénétré par des organes voisins : l'orbite, les fosses nasales, la face, le cou et même le crâne. Si ces projectiles n'ont fait que traverser, ou bien on n'observe aucune lésion, ainsi que cela se passe quelquefois avec les balles ; ou bien, au contraire, ils déterminent par leur passage des infections de l'antre d'Higmohre, des sinusites avec fistules s'ouvrant à l'extérieur, surtout après extraction par voie externe.

Pour fermer ces fistules presque toujours mal placées, il n'y a qu'un procédé : cureter le sinus et le drainer par *sa partie déclive*. Un petit coup de curette dans le trajet de la fistule, et, au bout de quelques jours, elle est fermée. Quant au sinus, c'est par la fosse canine qu'il convient de l'aborder, de le cureter et aussi de le drainer. Nombreux sont les cas que j'ai traités ainsi et toujours avec un complet succès.

J'avoue ne pas très bien comprendre pourquoi quelques spécialistes se croient encore obligés de drainer par la fosse nasale. En effet, c'est un principe chirurgical de drainer de préférence par la partie déclive ; or, le drainage intra-nasal, outre qu'il fait communiquer largement le nez avec l'antre d'Higmohre, ne saurait drainer sa partie basse. De plus, ce drainage ne peut avoir la prétention d'être plus aseptique que le drainage buccal. On sait combien vite guérissent les plaies de la bouche, grâce au pouvoir bactéricide de la salive. Mais il faut bien se garder de pratiquer des lavages qui, sous prétexte de nettoyer le sinus, entretiendraient la suppuration. Donc, après un nettoyage minutieux, je place un drain qui est fixé avec un catgut aux deux lèvres de la plaie muqueuse rapprochée. Au bout de quarante-huit heures ce drain est enlevé et l'opéré continue à se rincer la bouche avec une solution de chloral à 1 °/₀. Exceptionnellement, quand le sinus saigne, surtout après l'ablation d'un projectile, je tamponne sa cavité avec une mèche qui reste vingt-quatre heures, mèche aussitôt remplacée par un drain retiré lui-même au bout de quarante-huit heures.

Envisageons maintenant les cas où le sinus renferme un projectile. Quelques exemples feront mieux comprendre ce qu'il en est qu'une banale description.

Voici un blessé présentant une plaie par éclat d'obus ayant pénétré au niveau de la partie moyenne de la paupière inférieure droite. Cet éclat est logé à cinq centimètres de profondeur, à l'union des parois interne et postérieure du sinus où il est fortement enclavé en partie dans le ptérygoïde. La radiographie, la stéréoscopie et la localisation au compas de Hirtz permettent de reconnaître sa position. L'éclairage de la face donne peu de renseignements. L'extraction étant décidée, le blessé est endormi au chlorure d'éthyle et au chloroforme. Je pratique dans la fosse canine une brèche permettant l'exploration digitale. Après curetage ramenant quelques fongosités siégeant dans la profondeur, l'instrument rencontre une partie dure, métallique, et le doigt introduit dans la cavité antrale reconnaît les rugosités d'un éclat. Avec la curette maniée prudemment, je cherche à le faire basculer, et enfin, à l'aide d'une pince de Kocher, je saisis et extrais un projectile de 3 centimètres de long sur 2 centimètres de large et 2 centimètres d'épaisseur. Le sinus est alors bourré avec une mèche torsade sans réunion de la plaie-gingivale. Durée de l'opération : 20 minutes.

Dans un autre cas, le sinus renferme trois éclats d'obus : deux petits, situés au niveau de la paroi antérieure et supérieure, au-dessous du rebord orbitaire droit ; le troisième, d'un centimètre carré de surface, est situé dans la profondeur, au niveau de l'angle postéro-interne du sinus. Radiographie, localisation. La même voie que précédemment est suivie et les trois éclats extraits ; même genre de pansement, même anesthésie générale.

Autre cas. Chez le soldat H..., la radiographie montre une balle de shrapnell ayant pénétré au niveau de la région fronto-pariétale gauche et étant venue se loger dans le sinus maxillaire droit où elle se trouve enchassée au niveau de la paroi orbitaire.

Il existe des troubles du côté de l'œil correspondant : strabisme divergent, dilatation de la pupille qui ne réagit pas à la lumière. L'examen du fond de l'œil montre une pupille blanche post-névritique avec lésions chorio-rétiniennes et hémorragie rétinienne. Localisation au compas de Hirtz. Le blessé étant endormi, le sinus est abordé par la fosse canine, et la curette rencontre facilement le shrapnell ; mais, en voulant le faire basculer, elle le repousse ; il roule dans la cavité orbitaire et disparaît. On sent avec le doigt l'orifice par lequel a disparu le projectile, orifice rond répondant à ses dimensions. Immédiatement, d'ailleurs, le globe occulaire est repoussé en avant. Dans l'impossibilité de poursuivre par cette voie, le sinus est tamponné et l'on pratique extérieurement, au niveau du rebord orbitaire inférieur, une incision de 3 centimètres environ qui permet d'extraire facilement la balle de shrapnell. Quatre points de suture au crin ferment l'incision.

Je pourrais multiplier les exemples de ces sortes de faits, mais ceux que je viens de rapporter suffisent pour montrer la conduite à suivre dans des cas analogues.

### Complications

Parmi elles, j'ai déjà signalé les *suppurations*, les *nécroses* et les *fistules*, et dit comment il convenait de les traiter. J'ai également suffisamment insisté sur la *présence desprojectiles* dans l'intérieur des sinus; il me reste à parler des *hémorragies*, qui, si elles ne sont pas très fréquentes, peuvent néanmoins présenter une gravité particulière. Je n'ai pas en vue le sang qui s'écoule du sinus au moment de son curetage. Cependant, il faut se rappeler qu'il s'agit ici de blessures de guerre et non de sinusites ordinaires, que les parois du sinus et des vaisseaux voisins importants peuvent avoir été lésées, et qu'un curetage trop énergique est susceptible de réveiller une hémorragie par le détachement d'une eschare ou d'une esquille osseuse.

Mais c'est surtout dans les tentatives d'extraction de projectiles, que ces hémorragies peuvent se produire, hémorragies parfois si importantes que tout tamponnement est impuissant à les tarir. Il ne faut pas hésiter alors à pratiquer la ligature de la carotide externe. Elle m'a réussi dans un cas d'hémorragie primitive. Elle seule aussi met à l'abri des hémorragies secondaires qui surviennent à la chute des eschares ou des caillots après ablation du tamponnement.

J'ai eu l'occasion d'observer quelques-unes de ces hémorragies secondaires, d'autant plus terribles que rien ne les faisait prévoir. Je citerai l'observation suivante, qui peut être considérée comme typique.

Je reçois dans mon service le soldat L..., qui présente une vaste plaie avec effondrement de la paroi antérieure du sinus maxillaire droit résultant de l'ablation d'un shrapnell par voie faciale antérieure, dans un hôpital du front. Lors de l'extraction, une hémorragie très importante avait eu lieu, hémorragie qui s'était répétée plusieurs fois et qu'un tamponnement avait réussi à arrêter tant bien que mal. Au bout de cinq jours le blessé est évacué, et deux jours après son hospitalisation dans mon service, il est pris d'une hémorragie subite et abondante, qu'en mon absence on parvient à grand'peine à maîtriser par des tamponnements à l'aide de mèches imbibées d'eau oxigénée et placées non seulement dans la plaie, mais encore dans les fosses nasales, le tout accompagné d'injection de sérum gélatiné, glucosé, etc. Le blessé a perdu beaucoup de sang; il est pâle et à besoin de se remonter, et comme il ne saigne plus, j'attends pour pratiquer la ligature de la carotide externe. Le troisième jour, le matin, pendant ma visite, spontanément, malgré le tamponnement, l'hémorragie se reproduit abondante. On transporte L... immédiatement à la salle d'opération où il est endormi, et je pratique rapidement la ligature de la carotide externe. Les mèches bourrant le sinus sont enlevées; il s'écoule encore un peu de sang retenu ; le tamponnement est refait et tout écoulement de sang cesse complètement. Le blessé, presque exsangue, est remonté rapidement par des injections de sérum gélatiné, glucosé, par des piqûres d'huile camphrée.

Au bout de cinq jours, on put enlever les mèches et les renouveler, sans jamais constater le moindre suintement de sang. Je pus même, quelques semaines plus tard, ouvrir et cureter le sinus par la voie canine pour permettre à la fistule faciale de se fermer.

Etant données la force et l'abondance de l'hémorragie, il s'agissait d'une blessure soit de la maxillaire interne, soit d'une de ses branches importantes.

Dans ces cas, où la source de l'hémorragie est inconnue, j'estime qu'il est inutile, et même dangereux, de perdre du temps à pratiquer des tamponnements qui n'arrivent jamais à arrêter complètement le sang, et que la seule façon d'agir efficacement et de sauver la vie du blessé est de recourir à la ligature de la carotide externe. J'ai eu d'ailleurs plusieurs fois à me louer de cette manière de faire.

Je n'ai pas à discuter ici les raisons qui plaident pour la ligature de la carotide externe. Cela sortirait de mon sujet. A mon avis, seule cette ligature donne des chances de succès dans le traitement des hémorragies des régions qui nous intéressent parce qu'efficace et non dangereuse, contrairement à la ligature de la carotide primitive.

### C. — Blessures des sinus sphénoïdaux.

A en juger par ce que j'ai observé, les blessures de cette région sont assez rares, d'abord, parce que beaucoup ne sont pas reconnues, se confondant souvent avec celles de la base du crâne, et ensuite parce qu'elles déterminent une mort plus ou moins rapide. L'étude anatomique de la région confirme ce que je viens de dire.

On peut diviser les lésions traumatiques du sinus sphénoïdal en deux parties : 1° fractures indirectes transmises par choc ; 2° blessures directes par projectiles, que celui-ci reste ou ne reste pas dans le sinus.

Quoi qu'il en soit, voici les principaux symptômes que l'on peut observer dans la blessure du corps du sphénoïde.

Dans les fissures de la paroi supérieure du sinus, on note un écoulement continu de liquide céphalo-rachidien.

La rupture d'un morceau du corps du sphénoïde peut entraîner une blessure de la carotide interne en dedans du sinus caverneux et amener de l'exophtalmie pulsatile ; si la fissure se continue dans le canal du nerf optique, elle provoque la compression ou la déchirure du nerf optique dans ce canal et par suite, l'amaurose.

Enfin, si la fissure se continue par le trou ovale ou rond, elle produit l'anesthésie de la 2e et de la 3e branche du trijumeau.

Tel sont les principaux symptômes que l'on observe dans les traumatismes indirects du sinus sphénoïdal. Contre eux, malheureusement, il n'y a pas grand'chose à tenter, les accidents évoluant assez rapidement.

Il n'en est pas de même lorsqu'un éclat est venu se loger, ainsi que j'en ai vu un exemple dans la cavité du sinus.

Si l'éclat est petit et bien toléré, n'occasionnant aucun trouble, il est préférable de n'y pas toucher, l'opération étant toujours assez dangereuse. Au contraire, si l'éclat est plus volumineux, s'il existe des troubles du côté de la vue : périnévrite ou névrite optique, photophobie, blépharospasme, enfin s'il détermine un empyème avec écoulement purulent par la gorge et que la rhinoscopie antérieure montre le cornet supérieur recouvert de pus, alors on est absolument autorisé à tenter l'extraction. Il reste toujours entendu que le blessé a été radiographié et que le projectile a été localisé.

Voici, suivant moi, comment il convient de procéder : si l'on se trouve en présence d'un blessé dont l'œil a été enlevé, on peut emprunter la voie orbitaire, soit à travers les petites ailes du sphénoïde, soit à travers les cellules ethmoïdales. Quant à la voie nasale antérieure, son étroitesse ne permet pas d'atteindre un éclat un peu volumineux. Dans le cas contraire je donne la préférence à la rhinotomie latérale, qu'on pratiquera du côté où se trouve le projectile. Incision latérale contournant le grand angle de l'œil, descendant et suivant l'aile du nez jusqu'à la sous-cloison. Le nez est rabattu ; la muqueuse incisée sur la cloison, on arrive au bout de la lame perpendiculaire et, par conséquent, à la partie interne du sphénoïde ; c'est par là qu'avec une curette on pénètre dans le sinus et que j'ai pu ramener un éclat inclus dans sa cavité. Un tamponnement avec une mèche de gaze stérilisée arrête assez facilement l'écoulement de sang qui se produit. Il faut avoir soin de ne pas faire d'échappées et de ne pas léser les parois supérieure et interne ; il est facile de comprendre pourquoi. Il ne reste plus ensuite qu'à ramener le nez en place et à le suturer en laissant la mèche qui est enlevée au bout de quarante-huit heures.

# TROISIÈME PARTIE

## III. — BLESSURES DU RHINO-PHARYNX ET DU PHARYNX, DES AMYGDALES, DU PALAIS ET DU VOILE DU PALAIS, DE LA LANGUE, DES JOUES ET DES LÈVRES.

### A. — Blessures du rhino-pharynx et du pharynx.

Cette variété de blessure se présente assez rarement seule ; la plupart du temps, on l'observe en même temps que les lésions des fosses nasales, de la voûte palatine et du voile du palais.

Laissant de côté les plaies du pharynx et du rhino-pharynx par instruments piquants ou tranchants (pénétration brusque à travers la bouche d'un corps dur poussé du dehors, par exemple une baïonnette), je ne m'occuperai que de celles qui sont produites par des armes à feu : balles, éclats d'obus, de grenades, etc.

Ces projectiles pénètrent généralement par les organes voisins : fosses nasales, joues, voûte platine, cou ; ce n'est qu'exceptionnellement qu'ils entrent par la bouche. Je citerai deux cas de blessures du pharynx par éclats d'obus. Dans le premier, le projectile avait pénétré par les fosses nasales et était venu se loger dans la paroi latérale droite du pharynx, d'où il fut extrait ; dans le second, l'éclat ayant pénétré par la région sous-maxillaire gauche était venu se loger dans le corps de la 6e vertèbre cervicale,après avoir traversé le pharynx. Les blessures de cette région s'accompagnent souvent d'accidents primitifs graves ; je veux parler des hémorragies, dont je m'occuperai plus spécialement en traitant des plaies des amygdales.

Ces hémorragies sont presque toujours consécutives à des plaies profondes du cou intéressant les gros vaisseaux. Dans ces cas, ou bien la perte de sang entraîne la mort immédiate du blessé, ou bien il se forme un anévrysme qui nécessite une intervention urgente. A part cela, les plaies du pharynx et du rhino-pharynx guérissent ordinairement assez bien. On a pu cependant observer la formation de collections purulentes, véritables abcès rétro ou latéro-pharyngiens, qu'il est facile de reconnaître et d'ouvrir. Ces abcès ont habituellement pour cause la présence d'un corps étranger J'ai eu à traiter une petite fistule persistante qui était due à un éclat situé au niveau de la paroi antérieure des vertèbres, fistule qui disparut après ablation de l'éclat et curetage du trajet.

Lorsque la radiographie révèle la présence d'un projectile, son ablation st généralement assez facile, à moins qu'il ne soit profondément fixé dans un corps vertébral; l'intervention peut se faire soit avec anesthésie locale, soit mieux avec anesthésie générale, surtout dans le deuxième cas. Ce qu'il faut éviter, surtout dans les blessures du rhino-pharynx, ce sont les altérations ultérieures d'origine cicatricielle, qui peuvent déterminer une gêne de la respiration, des adhérences anormales du voile du palais, ou bien encore des troubles auditifs dus à la lésion de l'orifice des trompes d'Eustache. Il suffira souvent de pratiquer avec de la gaze aseptique un tamponnement de la cavité rhino-pharyngienne, tamponnement qui doit être changé tous les jours, afin d'éviter des synéchies ou des atrésies avec leurs conséquences. Les lavages, à l'eau chloralée ou au sérum, de la bouche et de l'isthme du gosier rendront, dans ces cas, les plus grands services.

### B. — Blessures des amygdales.

Elles s'accompagnent aussi presque toujours de lésions des organes voisins : palais, voile du palais, langue, et enfin lésions graves du cou. Le traitement prend ici de l'importance par suite des complications redoutables qu'on peut rencontrer. La blessure des gros vaisseaux et des nerfs de l'espace maxillo-pharyngien domine toute la thérapeutique chirurgicale de cette région, celle de l'amygdale proprement dite ne présentant, en général, rien de bien spécial.

La plupart du temps, les projectiles pénétrant par la face, au niveau de la joue ou au-dessous de l'orbite, viennent atteindre l'amygdale, et en dehors d'elle l'artère carotide interne sur les parties latérales du pharynx. C'est là aussi qu'une incision chirurgicale trop hardie portant sur l'amygdale ou le pharynx soit pour rechercher un projectile, soit seulement en vue de l'évacuation d'un abcès, peut ouvrir ce vaisseau. Le cas s'est produit où, croyant ouvrir un abcès, on a ouvert un anévrysme. Mais il faut savoir aussi qu'il peut y avoir abcès et qu'au contact du pus, l'artère peut avoir été ulcérée. Si la plaie produite au niveau de l'amygdale intéresse largement l'artère, la mort immédiate survient assez rapidement ; si, au contraire, la paroi artérielle n'est que lésée, il en résulte des hémorragies répétées, à intervalles variables, avec ou sans formation d'anévrysme, hémorragies qui, abandonnées à elles-mêmes, finissent presque toujours par entraîner la mort.

J'ai eu l'occasion de voir, dans mon service, un blessé qui me fut envoyé avec une petite plaie siégeant en arrière de l'angle maxillaire droit. Il présentait un léger torticolis avec un peu de rotation de la tête à gauche. Il ouvrait assez difficilement la bouche ; néanmoins, je pus constater une tuméfaction violacée de l'amygdale droite, tuméfaction qui s'étendait non seulement au niveau du voile du palais, mais encore sur la paroi latérale correspondante du pharynx. La voix, mais surtout la déglutition, étaient gênées. Soupçonnant la présence d'un projectile, je fis radiographier le blessé ; il avait un éclat d'obus au niveau de la face interne de l'amygdale. Malheureusement, le malade était à peine recouché, que subitement il fut pris d'une hémorragie foudroyante, rendant des caillots noirâtres, bientôt suivis de sang pur par la bouche et le nez, et il succomba avant qu'on ait eu le temps de rien entreprendre pour essayer de lui porter secours. Il y avait à peine dix jours jours qu'il était blessé et vingt-quatre heures qu'il était entré dans mon service. L'artère carotide interne avait été lésée par le projectile ; il s'était produit un anévrysme et les mouvements imprimés à la tête du blessé pour le radiographier avaient suffi à amener la rupture de la poche anévrysmale, très amincie.

Voici, suivant moi, le traitement à appliquer dans ces cas. Très souvent la plaie d'entrée du projectile est située au-dessus de l'angle de la mâchoire, et il est très difficile de savoir quelle est la branche de la bifurcation de la carotide qui est lésée ; d'autres fois le projectile a traversé l'amygdale, pénétrant dans l'espace maxillo-pharyngien, et il n'est pas plus aisé de reconnaître d'où vient le sang. Aussi, si l'hémorragie est très abondante, je pense qu'il faut lier rapidement la carotide primitive. Si, au contraire, les accidents ne sont pas trop pressants, on découvrira la bifurcation de la carotide, on comprimera alternativement la carotide externe et la carotide interne et on liera celui des deux troncs dont la compression arrête l'hémorragie.

Malheureusement, la ligature de la carotide interne expose davantage aux accidents cérébraux; aussi la ligature de la carotide primitive serait-elle préférable, si elle n'exposait pas aux hémorragies secondaires. Il n'en est heureusement pas de même, si c'est la carotide externe qui est blessée. Sa ligature, en effet, suffit pour assurer l'hémostase, alors que la ligature de la carotide primitive n'empêche pas le sang de revenir par la carotide interne.

### C. — Blessures de la voûte palatine et du voile du palais.

Les plaies de la muqueuse ne présentent pas un grand intérêt. Plus intéressantes sont celles du squelette par suite des perforations définitives qui peuvent en être la conséquence. Il est bon de savoir, cependant, que souvent la perforation sera moins large qu'on l'aurait cru au premier abord. Pour cela, il faut se rappeler que l'on doit le plus possible respecter les lambeaux de muqueuse et les esquilles adhérentes.

Je m'occuperai surtout ici des plaies par armes à feu.

Les projectiles peuvent se fixer dans les parois, ou, au contraire, les traverser, produisant une perte de substance. Quand le corps étranger est fixé dans le squelette, rien n'est plus facile que de l'extraire. Lorsqu'il existe une perte de substance un peu grande, produite par un gros projectile, il peut se faire que la perforation soit difficile à combler, et l'on en est réduit à la prothèse. J'ai vu, cependant, une perforation occasionnée par une balle de shrapnell se cicatriser merveilleusement.

Plus graves sont les blessures portant sur le voile et le pharynx; la luette peut être complètement emportée. D'autres fois, si la perforation est petite, elle se comble spontanément ; si la plaie est plus grande, elle tend à s'écarter transversalement ; aussi devra-t-on toujours, dans ces cas, pratiquer la suture, après léger avivement des bords. D'autres fois, le bord libre est interrompu ; les deux moitiés s'écartent sous l'influence de la contraction musculaire et ne présentent pas de tendance à se cicatriser par réunion. On pratiquera alors la suture soit immédiate, soit secondaire, qui réussira la plupart du temps. On aura grand soin d'éviter, surtout lors de blessures complexes portant sur le voile et le pharynx, les adhérences cicatricielles et les rétrécissements qui sont susceptibles de compliquer et de faire échouer toute intervention opératoire.

### D. — Blessures de la langue.

Les blessures dont j'ai ici à m'occuper sont tantôt consécutives à des plaies contuses de la face avec fracture du maxillaire inférieur, tantôt, et c'est le cas le plus fréquent, elles reconnaissent comme cause les projectiles eux-mêmes ou des fragments d'os ou de dents brisés.

Les balles, mais surtout les éclats d'obus, déterminent des fracas osseux pouvant creuser dans la langue des sillons, des perforations, des pertes de substances. Toutes ces plaies contuses aboutissent à des cicatrices souvent irrégulières. Mais même lorsqu'elle est très abîmée, la langue récupère, en général, assez bien ses mouvements et ses aptitudes sensorielles.

Je diviserai les *complications* des plaies de la langue en : 1° *complications primitives*, qui comprennent les lésions vasculo-nerveuses et les corps étrangers (fragments de toute sorte, dents, projectiles) ; 2° *complications consécutives*; elles sont d'ordre septiques ; 3° *complications tardives* constituées par les cicatrices vicieuses.

## 1° Complications primitives

### a) *Blessures vasculo-nerveuses.*

Bien que les nerfs soient souvent sectionnés, il est assez curieux d'observer qu'après suture d'une section plus ou moins étendue, si l'on a eu soin d'enlever le tissu cicatriciel, la motilité et la sensibilité linguale semblent être à peu près intactes.

Parmi les blessures artérielles, les plus graves sont celles qui ont pour siège la base de la langue. Quand la plaie est large, le sang s'écoule à l'extérieur, mais lorsque la plaie est étroite et qu'un caillot vient à l'obstruer, il peut se produire un anévrysme diffus, amenant du gonflement de l'organe, gonflement grave non seulement par la dyspnée et la dysphagie, mais encore par phénomènes septiques susceptibles de se développer dans ce foyer. La suture doit être pratiquée dans toute plaie profonde, même contuse, et alors même qu'il y aurait séparation presque complète de l'organe. Si la plaie date de quelque temps, on avivera les bords et l'on pratiquera la suture secondaire. Cette suture doit être faite à points séparés, au catgut de préférence. Elle suffit presque toujours pour arrêter les petites hémorragies. Pour les troncs artériels plus importants, on doit essayer la ligature des deux bouts dans la plaie. Cette pratique est parfois assez difficile pour les plaies de la base ; pour faciliter cette manœuvre, on se trouvera bien d'attirer au dehors la langue, dont la pointe aura été saisie dans une anse de fil, et en débridant au besoin. Dans ces cas, l'anesthésie générale est absolument indispensable. Lorsqu'il existe de grands délabrements rendant impossible la recherche des vaisseaux, on pourra lier au cou la linguale et encore mieux la carotide externe, si l'on a quelques doutes sur le siège exact du vaisseau.

### B) *Corps étrangers et projectiles.*

Comme je l'ai dit, à la suite des blessures par armes à feu, on rencontre dans la langue des projectiles, des morceaux d'os, des dents, des fragments de vêtements, de bois, etc. Tous ces corps sont projetés et s'arrêtent dans l'intérieur de l'organe, où il n'est pas toujours facile de les déceler. La radiographie renseigne bien sur la présence des corps métalliques, mais leur localisation, par suite de la mobilité de l'organe, est chose presque impossible. Quant aux dents et aux fragments osseux inclus, la radiographie ne saurait les faire reconnaître. Ce qui renseigne, c'est la douleur et le gonflement avec ses conséquences fonctionnelles, le palper, qui révèle une tuméfaction dure, l'exploration avec le stylet qui vient rencontrer le corps étranger. Cependant, il faut savoir que le corps étranger peut s'enkyster et être toléré souvent pendant des années. D'autres fois, il se produit une poussée aiguë, avec fistule et suppuration se chargeant de l'élimination secondaire. J'ai eu l'occasion d'observer quelques cas de fragments dentaires entraînés dans la langue. Dans un premier cas, une balle ayant pénétré au niveau de l'aile droite du nez, avait brisé les deux incisives supérieures droites et avait inclu dans la langue une partie des fragments dentaires au niveau du plancher buccal, juste au niveau du frein lingual où on sentait une tumeur. Après avoir passé un fil de soie au niveau de la pointe de la langue destiné à la maintenir relevée, je place une pince de Kocher rasant la base de la langue et une autre au niveau du plancher buccal, de façon à faire saillir la tumeur. La muqueuse fut incisée entre les deux pinces, permettant de saisir quatre fragments de dents. Deux points de suture au catgut furent placés pour réunir la petite plaie, qui fut cicatrisée en quelques jours.

Il n'en fut pas de même chez un autre blessé qui présentait une petite fistule purulente siégeant au niveau du tiers antérieur de la face dorsale de la langue, fistule entretenue par un petit éclat d'obus et des fragments de dents occupant la partie moyenne de l'organe. La radiographie montra bien la présence du projectile qui, dans une première opération, consistant à inciser la langue au niveau de la fistule, fut ramené avec la curette. Il siégeait à 4 centimètres de profondeur. Malgré la réunion de la plaie, une fistule persista, et je dus intervenir par deux fois pour enlever d'abord quelques fragments de dents, et enfin un plus volumineux mesurant 1 centimètres de long sur 1/2 centimètre de large. Quelques jours après la dernière intervention, toute trace de fistule avait définitivement disparu.

### 2° Complications septiques

Ce sont des inflammations profondes de la langue constituant des glossites phlegmoneuses. Elles sont produites par des infections causées par les corps étrangers. Contre elles, on pratiquera de profondes incisions, et s'il existait de la gangrène, les débridements seraient faits au thermo-cautère. On joindra à cela des lavages fréquents avec une solution de chloral.

### 3° Complications tardives

Ce sont les adhérences consécutives aux lésions traumatiques, lésions qui s'accompagnent souvent de délabrements graves du maxillaire inférieur. Les adhérences situées au niveau du plancher buccal sont celles que j'ai le plus fréquemment observées. Elles gênent assez notablement la phonation, la mastication et la déglutition. Le traitement est assez simple ; quand l'adhérence est limitée, il suffit de l'exciser et de l'empêcher de se reproduire. Mais lorsqu'il s'agit d'adhérences étendues et surtout d'ankyloglosse total, les résultats sont plus aléatoires. Presque toujours les adhérences se reproduisent. La meilleure façon d'y parer serait, quand cela est possible, d'exciser tous les tissus cicatriciels et de pratiquer une suture immédiate des tissus sains.

### E. — Blessures des lèvres et des joues.

Les lèvres et les joues sont souvent le siège de *contusions*, contusions qui compliquent des traumatismes plus graves, tels que les fractures des maxillaires. C'est généralement du côté de la muqueuse que l'on observe une ecchymose. Ces contusions guérissent assez rapidement, à moins qu'il ne se produisent des eschares dont l'élimination devient nécessaire.

#### A) *Plaies par instruments piquants et tranchants.*

Les plaies par *instruments piquants*, si elles ne sont pas infectées, sont également sans gravité. Quant aux plaies par *instruments tranchants*, bien qu'assez rares aussi, elles ont un plus grand intérêt. Si elles sont transversales, la cicatrisation ne présente pas de difficulté, car elles n'ont que peu de tendance à l'écartement. Mais si elles sont verticales, les fibres divisées de l'orbiculaire agissent en sens inverse, tirant sur chacune des lèvres de la plaie, et produisent un écartement plus ou moins grand. Il faut absolument pratiquer la suture immédiate et même, lorsque celle-ci n'a pu être faite, tenter la suture secondaire, après avivement des bords de la plaie.

B) *Plaies contuses par projectiles de guerre.*

Les *plaies contuses*, les plus fréquentes dans cette guerre, affectent parfois l'apparence de plaies par instrument tranchant. En général, les lèvres et les joues sont alors lacérées, irrégulières, avec formation de plusieurs lambeaux, comme dans les plaies contuses ordinaires. Le meilleur traitement de ces plaies contuses sera encore d'essayer de pratiquer la suture, en ayant soin de ne comprendre dans celle-ci que des parties non mortifiées. On facilitera la réunion en régularisant les lèvres de la solution de continuité.

Il est un point sur lequel il me paraît utile d'insister dans ces réparations labiales et jugales, c'est de comprendre dans la suture la presque totalité de la lèvre et de la joue. On fera donc passer l'aiguille immédiatement au devant de la muqueuse. Parfois même il sera bon de placer un catgut sur cette muqueuse. C'est la meilleure manière et d'arrêter l'hémorragie due aux artères coronaires, et de combler la perte de substance.

Si les plaies des lèvres sont abandonnées à elles-mêmes ou si elles sont mal traitées, il se produit des difformités consistant en *adhérences* et *atrésie* de l'orifice buccal, en *ectropion cicatriciel* et en *pertes de substance* plus ou moins considérables.

Contre l'*atrésie*, on pratiquera l'autoplastie par ourlet ou par inflexion. On excise à la peau un fragment triangulaire, dont le sommet répond à la future commissure ; puis la muqueuse est fendue horizontalement et les deux petits lambeaux ainsi constitués sont ourlés à la peau. Quand il y a des *adhérences* entre la lèvre et l'os, on devra les diviser et, par des tamponnements renouvelés, tâcher d'éviter leur reproduction. Contre l'*ectropion cicatriciel*, il ne faut pas se contenter de l'incision simple de la cicatrice. C'est un procédé inefficace. S'il existe une bride étroite, on l'extirpera, et les bords de la plaie seront ensuite suturés. Quand les cicatrices seront plus considérables, on pratiquera des opérations plus complexes, véritables autoplasties, dont, à cause de la diversité des cas, la description ne peut prendre place ici.

Il en sera de même en ce qui concerne le traitement éloigné des *pertes de substance*. Ici encore les opérations autoplastiques sont nécessaires, opérations généralement heureuses en raison de la grande vascularité et de la mobilité des tissus. On peut avoir recours aux lambeaux autoplastiques lorsque les deux tiers environ d'une des lèvres sont détruits ; jusque-là, on réussit assez bien par la simple suture des bords avivés, après mobilisation profonde, en sorte que la lèvre restante est attirée dans la lèvre restaurée, et le rétrécissement buccal qui en résulte ne tarde pas à s'atténuer très suffisamment.

Encore une fois, je ne puis décrire ici les divers procédés autoplastiques, variables d'ailleurs presque à l'infini selon les cas particuliers. En tout cas, si l'on désire obtenir un résultat durable, il est bon de se souvenir qu'il est de toute nécessité de tapisser d'épiderme ou de muqueuse la face intra-buccale du lambeau que l'on a taillé.

# QUATRIÈME PARTIE

## IV. — BLESSURES DE L'APPAREIL DE L'AUDITION

Je vais aborder maintenant l'étude des blessures de guerre de l'appareil auditif. Il reste entendu que je n'aurai en vue que le traitement chirurgical de ces blessures, laissant de côté le traitement otologique pur, qui s'adresse surtout aux suites et qui ne présente rien de bien nouveau à signaler.

Les blessures de guerre intéressant la région de l'oreille ont subi, du fait des engins formidables et nouveaux employés pendant cette guerre, des modifications telles que leur histoire est entièrement à faire. Il est vrai qu'à chaque période de transformation des armements la nature de ces blessures a changé. Je ne puis entreprendre, dans ces courtes notes, d'en tracer l'histoire complète. Je me contenterai d'exposer le mode de traitement qu'il m'a été donné d'appliquer dans les cas que j'ai vus, cas qui sont déjà, malheureusement, assez nombreux.

Ce qui caractérise surtout les plaies dans la guerre actuelle, c'est, d'une part, la violence du traumatisme et, d'autre part, la grande étendue des délabrements qui en résultent. Voilà pourquoi, ici encore, les blessures qui nous occupent n'intéressent pas seulement des organes voisins ou éloignés de l'appareil auditif, mais encore atteignent des profondeurs différentes et sortent ainsi des divisions anatomiques adoptées jusqu'ici. Si donc, malgré cela, je maintiens ces divisions, c'est simplement pour faciliter l'étude de ces blessures et mettre un peu d'ordre dans les traitements employés. Mais, encore une fois, il est rare que plusieurs parties de l'organe de l'audition ne soient pas simultanément intéressées.

Je commencerai par les *blessures de l'oreille externe*: pavillon et conduit auditif; je continuerai par *les blessures de l'oreille moyenne*: tympan, caisse et apophyse mastoïde ; et je terminerai en disant un mot des *blessures de l'oreille interne* : blessures du rocher.

## A. — Blessures de l'oreille externe.

Je les diviserai en : a) *blessures du pavillon* et b) *blessures du conduit auditif externe*.

### A) *Blessures du pavillon.*

J'ai eu l'occasion de constater quelques cas de *contusions* du pavillon, à la suite de chutes ou de coups appliqués sur le côté de la tête. Ces contusions s'accompagnaient souvent d'ecchymose et quelquefois d'épanchements sanguins. Lorsque la violence du choc est très grande, elle peut déterminer la rupture du cartillage. J'ai même vu des éliminations de fragments de cartillage entièrement nécrosé. Ces lésions doivent être traitées par l'application de compresses légèrement alcoolisées ou imbibées de sérum. S'il existe une fracture du cartillage, on la maintiendra entre deux coussinets de gaze ouatée. Lorsqu'il existe une tumeur sanguine, véritable othématome, je suis d'avis de ponctionner ou plutôt d'inciser la poche, d'évacuer son contenu et de pratiquer une légère compression.

Je ne dirai rien des plaies par *instruments piquants*. Quant aux plaies par *instruments tranchants*, quoique plus rares que les plaies contuses, j'en ai observé quelques-unes. Les coupures qui n'intéressent qu'une partie du pavillon sont le plus souvent peu graves, surtout si l'on prend soin de rapprocher les bords de la solution de continuité. Si la coupure est plus étendue, si une partie du pavillon est complètement divisée, il faudra toujours tenter la réunion.

Quant aux *plaies contuses*, c'est-à-dire celles de beaucoup les plus fréquentes dans cette guerre, elles sont déterminées par des balles et surtout par des éclats d'obus.

Lorsque le pavillon de l'oreille a été divisé par section, rien n'est plus facile que de rapprocher, par des points de suture, la solution de continuité alors même que le cartilage serait lésé. Si les bords de la plaie sont mâchés, irréguliers, comme cela se produit à la suite des blessures par projectiles, il convient de les aviver au préalable. Il n'est même pas impossible — je l'ai fait souvent — de tenter la réunion plusieurs jours après la blessure, à condition d'enlever les parties mortifiées et de bien aviver les surfaces que l'on veut suturer.

Dans le cas où une partie du pavillon serait sectionnée et ne tiendrait plus que par un mince lambeau de parties molles, il faut encore tenter la réunion à l'aide d'une suture comprenant à la fois le cartilage et les téguments. La même conduite doit être suivie alors même que la partie aurait été complètement détachée par le projectile, quoique la réunion immédiate soit plus aléatoire.

Si les blessures du pavillon de l'oreille sont mal soignées, il en résulte des difformités consistant en *adhérences vicieuses*. Il est donc important de prévenir ces adhérences, ainsi que je viens de l'indiquer, par les avivements, réunion de lambeaux, interposition d'un lambeau autoplastique et par des pansements bien faits.

Enfin lorsqu'il y a une *perte de substance* importante, on pourra tenter de la corriger par autoplastie, en empruntant un lambeau de forme et de dimensions convenables sur la tempe ou la région mastoïdienne. Le lambeau, disséqué, est ensuite fixé au niveau de la perte de substance préalablement avivée ; puis, lorsque la réunion est opérée, on sépare le lambeau resté adhérent au crâne.

### B) *Blessures du conduit auditif externe.*

Il m'a été donné de voir et de soigner fréquemment ce genre de blessures de guerre. Elles sont presque toujours produites par des balles ou des éclats d'obus. La pénétration de ces projectiles par l'orifice externe est fort rare, contrairement à ce qui a lieu lors de tentative de suicide. La plupart du temps, le projectile a pénétré dans une région voisine : joue, œil, crâne, cou, puis a perforé de part en part le conduit, tantôt continuant sa course pour sortir, constituant ainsi une véritable plaie en séton, tantôt allant se loger dans l'apophyse mastoïde, le cou, la nuque, tantôt, enfin, restant inclus dans le conduit lui-même. C'est ainsi que j'ai eu l'occasion d'enlever un éclat d'obus qui, après avoir lésé le conduit, était venu se loger à sa partie inférieure et externe, à 2 centimètres de profondeur, ainsi que le montra la localisation au compas de Hirtz. Une incision curviligne contournant l'attache du pavillon à sa partie postéro-supérieure me permit de décoller le lobe en haut, et après avoir débridé dans la profondeur, le projectile fut facilement senti avec l'extrémité de l'index et saisi avec une pince. La paroi inférieure du conduit avait été intéressée sur une très petite étendue.

Il n'en est pas toujours de même. Chez un autre blessé un éclat ayant pénétré obliquement un peu au-dessous de l'articulation temporo-maxillaire gauche, avait traversé le conduit auditif osseux et était venu se loger dans la région de la nuque où il fut extrait. Mais dans son passage au niveau de la paroi postérieure du conduit, il sectionna le nerf facial, d'où paralysie complète consécutive.

Les projectiles ne produisent pas simplement un trou dans le conduit ; ils déterminent la production d'esquilles osseuses qu'il est important d'enlever, d'autant plus qu'elles peuvent être la cause de compression ou de lésion du nerf facial. Il faut savoir que l'ablation d'une esquille peut suffire à guérir — comme je l'ai constaté — une paralysie faciale qui paraissait indélébile. De plus, ces esquilles sont la source d'écoulements et de fistules purulentes interminables, de poussées de périostite et d'otite externe. Enfin, le nettoyage minutieux de la région est le seul moyen d'éviter, pour l'avenir, les rétrécissements soit de la portion osseuse, soit même de la portion cartilagineuse. Après avoir rabattu le pavillon en avant, on détachera le conduit cartilagineux dans sa moitié postérieure, les parties contuses seront enlevées partout où l'on en trouvera, le conduit osseux soigneusement inspecté et débarrassé de toutes ses esquilles. C'est avec la plus grande douceur qu'on agira au niveau de la paroi postérieure en n'enlevant que ce qui est indispensable et en faisant surveiller le facial. On s'abstiendra de prendre la curette et l'on se contentera de saisir à la pince les parties d'os détachées. Quand tout est bien nettoyé, il ne reste plus qu'à ramener le pavillon en place et à le suturer à la plaie rétro-auriculaire. Il est très important de bourrer non seulement le conduit osseux, mais aussi le conduit membraneux à l'aide d'une mèche de gaze stérilisée, mèche qu'il est nécessaire de renouveler assez souvent. Quand la plaie ne saigne pas trop, au lieu d'une mèche, on peut introduire dans le conduit un drain assez gros pour maintenir son calibre. Cette pratique est indispensable si l'on veut éviter les rétrécissements consécutifs, comme on en voit encore trop souvent, parce qu'on n'a pas pris soin de maintenir le calibre du conduit pendant la cicatrisation.

### B. — Blessures de l'oreille moyenne.

J'étudierai successivement : a) les blessures de *la membrane tympanique et de la caisse*, et b) les blessures de *la région mastoïdienne*.

#### A) *Blessures du tympan et de la caisse.*

Peut-être plus encore ici que partout ailleurs (car il s'agit de régions situées à une certaine profondeur), ces blessures sont-elles accompagnées de lésions des organes voisins, que les projectiles ont traversés, au préalable.

Cependant, il faut savoir aussi que la membrane du tympan et la caisse peuvent être blessés par action indirecte.

Je dois donc passer en revue successivement les *lésions de cause directe* et les *lésions de cause indirecte*.

Les *blessures directes* sont produites soit par des balles, soit par des éclats d'obus ou de grenades qui, perforant la membrane tympanique, viennent léser les parois de la caisse et intéresser les différents organes que renferme cette cavité : corde du tympan, osselets, fenêtres, etc...

Lorsque les lésions sont ainsi limitées — ce qui est assez rare — elles donnent lieu à un écoulement plus ou moins abondant de sang, qui se fait jour par le conduit auditif externe et parfois en même temps par la trompe d'Eustache. Dans ce dernier cas le sang s'écoule par la bouche où le nez. Plus tard, surtout si l'on n'intervient pas immédiatement, peuvent survenir des phénomènes inflammatoires et une otite moyenne aiguë suppurée.

Suivant les cas, à la suite de ces blessures, le tympan est plus ou moins déchiré, l'otite suppurée amène l'élimination des osselets si même ceux-ci n'ont pas été primitivement détruits. Suppuration abondante, troubles auditifs graves s'observent surtout lorsque le corps étranger est resté méconnu dans l'intérieur de la caisse.

Le traitement, dans ces cas, consiste à pratiquer un évidement mastoïdien, permettant d'ouvrir la caisse et de saisir le projectile.

Très différentes sont les *lésions traumatiques indirectes.* Celles-ci reconnaissent pour cause de violents ébranlements dus à des déplacements d'air à la suite d'éclatement de projectiles, ou encore à des chocs, des coups ou des chutes sur la tête, sans fracture du rocher. Les perforations tympaniques et les lésions de la caisse telle que l'hémorragie que l'on a comparée à l'épistaxis seraient dues à des vibrations transmises au crâne, vibrations insuffisantes pour rupturer les os, mais suffisantes pour rupturer le tympan.

Presque toujours dans ces cas on observe des phénomènes dits de commotion labyrinthique, car il se produit également du côté du labyrinthe membraneux des hémorragies qui détruisent les cellules sensorielles de l'audition et de l'équilibration.

Il faut savoir que ces phénomènes peuvent exister seuls, sans lésions apparentes du côté du tympan ou de la caisse.

Quel traitement doit-on appliquer à ces blessures du tympan ou de la caisse par cause indirecte ?

Contrairement à celles qui sont produites par action directe, c'est-à-dire par des projectiles, et où il est nécessaire, suivant moi, d'intervenir pour éviter les accidents secondaires septiques, ici, rien ne presse ; c'est à l'expectation armée qu'il faut recourir.

S'il y a hémorragie, on tamponnera légèrement le conduit auditif avec une mèche de gaze aseptique. Puis, un peu plus tard, on nettoiera doucement le conduit auditif avec un peu d'ouate stérilisée sèche, et on couvrira l'oreille d'un pansement ouaté occlusif également sec. Ce qu'il faut bien se garder de faire, ce sont des lavages soit-disant antiseptiques, ce serait le moyen de faire suppurer l'oreille. Si cependant il y a déjà de l'otorrhée, on opérera sans plus attendre ; l'opération ne sera pas moins indiquée si l'on constate un des trois syndromes suivants : paralysie faciale, phénomènes labyrynthiques, accidents méningés.

### B) *Blessures de la région mastoïdienne*

Les blessures de cette région sont assez fréquentes ; elles peuvent intéresser les parties molles seules ou bien celles-ci et l'apophyse osseuse sous-jacente.

Les lésions des parties molles, qu'elles soient produites par des instruments piquants, tranchants ou contondants (projectiles) donnent lieu à la blessure des artères auriculaire postérieure ou mastoïdienne. Il suffira donc, dans ces cas, s'il y a lieu, d'arrêter l'hémorragie, soit par la compression directe, soit par la ligature ou la torsion du vaisseau lésé.

Lorsqu'il y a lésions des parties dures, véritables plaies de l'apophyse mastoïde, comme celles que produisent les projectiles, on observe, suivant la profondeur de la solution de continuité, soit la destruction de la table externe, soit celle des cellules et même de la table interne de l'os.

Quelquefois la plaie peut être pénétrante et intéresser la dure-mère, le sinus latéral et l'encéphale : elle peut aussi léser le facial, ainsi que j'en ai vu plusieurs cas. Enfin, l'apophyse mastoïde peut être entièrement broyée. Ces blessures s'accompagnent souvent de la présence de projectiles qui restent fixés tantôt dans la table externe, tantôt dans les cellules mastoïdiennes, empiétant même sur la table interne. Il n'est pas rare de voir des éclats d'obus ayant pénétré par d'autres organes, venir s'arrêter dans cet os dur et résistant. Ici, comme d'ailleurs pour les parties profondes de l'oreille, il est indispensable de soumettre le blessé à un examen radiographique. Sans cette précaution, en effet, on voit les plaies, ne pas se fermer, rester fistuleuses et des accidents aigus apparaître ; c'est alors que l'examen au stylet, mais surtout la radioscopie, viennent montrer la présence d'un projectile.

D'autres fois, la plaie des téguments se ferme, puis surviennent : un abcès, une ostéiste et même des accidents de méningo-encéphalite, accidents que l'on aurait pu éviter en faisant radiographier le blessé et ensuite en l'opérant.

En présence de ces blessures mastoïdiennes, on devra enlever les esquilles s'il y a lieu : si la radiographie montre la présence d'un projectile, on procédera à son ablation. Il sera nécessaire souvent de sculpter l'apophyse à la gouge et au maillet pour désenchâtonner l'éclat. On agira avec précaution pour éviter l'ouverture du sinus latéral ou la section du nerf facial. La cavité osseuse sera ensuite tamponnée et drainée largement.

Il peut se faire qu'une lésion de l'apophyse mastoïde, surtout si elle n'est pas bien traitée, détermine une infection de la caisse ; il se passe en somme le même phénomène, mais à rebours, que lorsqu'une inflammation de la caisse se propage aux cavités mastoïdiennes.

Il est bien évident que l'ouverture de toutes ces parties malades est la seule conduite à tenir.

### C. — Blessures de l'oreille interne.

Les lésions traumatiques intéressant l'oreille interne sont assez nombreuses. Ou bien il s'agit de *traumatismes directs* : ce sont les cas relativement les plus rares ; ou bien il s'agit de *traumatismes indirects* réalisés par des chocs portant sur le crâne ; ce sont de beaucoup les plus fréquents.

#### A) *Blessures directes.*

Ce sont celles qui sont produites par la pénétration de projectiles dans le rocher. La mort peut, dans certains cas, se produire d'une façon presque foudroyante. D'autres fois, il se développe des accidents septicémiques, par phlébite du sinus latéral, ou encore des phénomènes de méningo-encéphalite ; d'autres fois enfin, suivant les parties atteintes, le blessé présentera seulement des troubles variés : écoulement de sang et de liquide céphalo-rachidien par l'oreille, paralysie faciale, surdité totale, bruits intenses de l'oreille, vertiges, nausées, titubation, enfin coma.

Qu'il s'agisse de balle de fusil, de balles de shrapnell ou d'éclats d'obus, il faudra toujours faire radiographier les blessés, localiser les projectiles pour en tenter l'extraction. Il est évident que certains projectiles peuvent paraître parfaitement tolérés, mais est-on sûr qu'il ne se produira pas dans la suite des complications infectieuses endocranienne ? Ici encore, comme dans toute saine chirurgie, c'est la judicieuse observation des symptômes qui doit guider la main du chirurgien.

En présence d'accidents septicémiques il n'y a pas d'hésitation ; il faut tenter l'extraction du projectile ; la seule manière de désinfecter la plaie est le drainage du rocher. A plus forte raison devra-t-on agir de même en présence d'une paralysie faciale, de phénomènes labyrinthiques ou d'accidents méningés.

### B) *Blessures indirectes.*

Comme je l'ai dit, ces blessures reconnaissent pour cause des chocs portant sur le crâne, et résultant soit de chutes sur la tête, soit de contusions par coups de crosse, coups de sabre, par lésions des parois craniennes par projectiles variés.

On peut distinguer deux types principaux qui constituent les fractures du rocher :

1° *Fracture transversale du rocher.* — Le trait de fracture est perpendiculaire à l'axe du rocher, se dirigeant généralement du trou déchiré postérieur vers le trou déchiré antérieur. On observe cette fracture à la suite de traumatismes postérieurs et de blessures de l'occipital. Le vestibule et le limaçon sont lésés : il en résulte une hémorragie avec destruction de l'organe de Corti ; le nerf auditif est dilacéré et le nerf facial est souvent rompu. Il se fait presque toujours par le conduit auditif une petite hémorragie accompagnée d'un écoulement plus considérable de liquide céphalo-rachidien ; parfois il existe aussi de la paralysie faciale. Après la perte de connaissance, le blessé accuse une surdité totale, uni ou bilatérale, avec de violents bruits d'oreille, des vertiges et des nausées. En général, les troubles de l'équilibre cessent, mais les bourdonnements persistent.

Quelle conduite doit-on tenir en présence de ce genre de blessures ? Il ne saurait être question ici de traitement otologique, puisque l'oreille moyenne, épargnée par la fracture, ne suppure pas. La ponction lombaire non seulement soulagera le blessé en calmant ses vertiges, mais encore elle pourra renseigner sur la nature des troubles encéphaliques. Je citerai un exemple typique de cette variété de fracture du rocher.

Après une chute sur la tête le soldat B... présenta une céphalée frontale et temporale droite, avec obnubilation complète et surdité du côté droit. Il eut de l'épistaxis, de l'otorrhagie à droite et des vomissements le premier jour. A l'examen, il n'existait pas de paralysie faciale. Pouls normal à 80, douleur diffuse à la pression mastoïdienne. Une ponction lombaire donna un liquide nettement sanglant, coulant goutte à goutte et non hypertendu. Le diagnostic de fracture du rocher fut porté. L'examen du fond de l'œil montra une papille légèrement pâle avec réflexe pupillaire paresseux, un peu de parésie accommodatrice. La radiographie n'indiqua rien d'anormal.

Pendant assez longtemps les maux de tête restent stationnaires. Mais l'amaigrissement s'accentue et au bout d'un mois la température s'élève à 38°, 38°5 avec céphalée plus intense nécessitant de la glace sur la tête. Le malade devient nerveux, a des cauchemars, des maux d'estomac : le lait et l'eau de Vichy sont seuls tolérés. Une nouvelle ponction lombaire donne issue à un liquide parfaitement limpide. Enfin la température monte à 39° et 40° ; le malade ne s'alimente plus ; les céphalées deviennent intolérables. Mais il n'y a pas de vertiges, seule la surdité persiste à droite.

Devant cet état qui va en s'aggravant depuis près de deux mois, je décide d'intervenir. Je pratique d'abord l'ouverture de l'antre au lieu d'élection avec la fraise à butée automatique de de Martel. Rien d'anormal n'existe dans les cavités mastoïdiennes. La plaie rétro-auriculaire est refermée. Je procède ensuite à une incision courbe au niveau de la région temporo-pariétale de façon à constituer un volet. Après décollement du périoste, je trépane à la fraise à butée et j'agrandis l'ouverture à la pince gouge de façon à obtenir une circonférence de la grandeur d'une pièce de deux francs. La dure-mère est intacte, mais tendue et non animée de battements. Je ne l'incise pas, me contentant de la décompression ; je ferme ensuite le volet cutané. A la suite, la température baissa d'abord à 38° (pouls à 80), puis à 37° en quelques jours. Le malade n'eut plus pour ainsi dire de maux de tête ; les maux d'estomac cessèrent, il s'alimenta normalement et engraissa. État général bon. Voici plus de deux ans que l'opération a été pratiquée et le sujet continue à se bien porter.

2° *Fracture longitudinale du rocher.* — Cette variété de fracture succède à des traumatismes portant en général sur la région temporo-pariétale. Ici, le trait de fracture est parallèle à l'axe du rocher, se dirigeant de la fosse temporale vers le trou déchiré antérieur. Contrairement à ce qui a lieu dans les fractures transversales, l'oreille interne n'est pas ouverte, mais bien l'oreille moyenne. Le tympan et le toit de la caisse sont rompus, tandis que le labyrinthe et le canal de Fallope restent indemnes. On observe dans ces cas une otorrhagie, souvent abondante, parfois intermittente ; mais il n'y a pas d'écoulement de liquide céphalo-rachidien par l'oreille. Il y a de la surdité, mais pas de vertiges et rarement de la paralysie faciale.

Le danger, ici, est la possibilité de l'infection. En effet, il n'est pas rare que l'oreille se mette à suppurer, surtout si un traitement intempestif est pratiqué. La rupture du tympan permet le transport des germes pathogènes externes, et la lésion de la caisse transmet ensuite l'infection à l'endocrâne. Voici donc, pour éviter tous ces fâcheux accidents, ce qu'il convient de faire. Il faut empêcher à tout prix que l'oreille moyenne ne suppure. Pour cela, on tamponnera, le plus tôt possible, le conduit auditif avec une mèche de gaze stérilisée ; elle suffira à arrêter l'hémorragie ; un peu plus tard, on nettoiera doucement le conduit avec un peu d'ouate stérilisée sèche, et l'on appliquera sur l'oreille un pansement ouaté. Mais surtout pas de lavages aseptiques ou antiseptiques. Si, par malheur, il existait déjà de la suppuration, on devra pratiquer alors un évidement pétro-mastoïdien, de façon à drainer convenablement l'oreille moyenne et à empêcher la propagation vers l'oreille interne et le crâne.

# CINQUIÈME PARTIE

## V. — BLESSURES DE LA RÉGION CERVICALE : PLAIES DU COU

J'aurai peu de choses à dire ici sur les *contusions* et *les fractures* de la région cervicale, qu'on observe assez rarement comme blessures de guerre.

Je m'occuperai surtout *des plaies*, qui présentent une fréquence et une variété qu'on est loin de soupçonner, car beaucoup de blessés y succombent sur le champ de bataille.

### A. — Contusions et fractures.

Laissant de côté les contusions et fractures de la région postérieure du cou, je dirai seulement un mot des *fractures de l'os hyoïde*, *du larynx* et de *la trachée*.

#### A) *Fractures de l'os hyoïde.*

Des coups portés directement sur la région cervicale, par exemple, un coup de talon de botte, une chute sur des corps durs et saillants, peuvent fracturer *l'os hyoïde* : il existe de la gêne de la respiration, de la phonation et de la déglutition ; la palpation permet de constater la mobilité anormale de la grande corne, quelquefois son déplacement et de la crépitation. Il peut se produire un gonflement de la région témoignant qu'on a affaire à une fracture ouverte du côté du pharynx, fracture qui peut amener de la suppuration et des troubles graves.

On essaiera de réduire la fracture en plaçant un doigt dans le fond de la bouche et en agissant à l'extérieur avec l'autre main. Si on ne réussit pas, on pourra, après incision des téguments, suturer les fragments au catgut, car il ne saurait être question de les maintenir en place par d'autres moyens. Lorsqu'il existe un gonflement gênant la déglutition, on emploiera la sonde œsophagienne pour nourrir le blessé.

### B) *Fractures du larynx.*

Un peu plus fréquentes sont les *fractures du larynx.* La fracture siège sur le cartilage thyroïde ou sur le cartilage cricoïde. Les cartilages aryténoïdes sont généralement luxés ou disloqués dans les grands traumatismes.

Lorsqu'il existe une fracture du cartilage thyroïde, on observe une mobilité anormale des fragments, de la crépitation cartilagineuse, mais il peut se faire qu'un extrême gonflement de la région empêche de trouver ces signes ; la dyspnée, l'aphonie, une expectoration sanguinolente, l'emphysème font rarement défaut. La fracture du cartilage cricoïde est beaucoup plus difficile à reconnaître et beaucoup plus grave.

Dans les fractures du larynx, le danger de suffocation est si grand que la trachéotomie s'impose presque toujours. Néanmoins, dans les fractures du cartilage thyroïde, simples, sans déformation, qui ne sont accompagnées ni de crachements de sang, ni de dyspnée, mais seulement d'un léger trouble de la déglutition et d'une altération peu marquée de la voix, il n'y a pas à intervenir. Mais, toutes les fois que la dyspnée est un peu marquée, toutes les fois surtout que le larynx paraît sérieusement atteint, qu'il est aplati, disloqué, il ne faut pas hésiter. Il faut ouvrir un passage à l'air.

Si l'on a recours à la trachéotomie, ainsi qu'on le fait le plus souvent, non seulement l'opération est difficile, à cause de l'emphysème et de la contusion des tissus au milieu desquels le chirurgien doit agir, mais encore elle est presque fatalement suivie d'un rétrécissement du larynx, qui rend, plus tard, l'ablation de la canule impossible.

Je pense, dans ces cas, qu'il est préférable de recourir à la laryngotomie thyroïdienne, qui permet de relever directement les fragments à l'aide de pinces et de les suturer. Si l'on peut soupçonner une fracture du cartilage cricoïde, on recourra à la trachéotomie inter-crico thyroïdienne, dans laquelle la canule peut maintenir les fragments en place.

### c) *Fractures de la trachée.*

Les *fractures de la trachée* se produisent généralement sous l'influence de pressions directes d'avant en arrière : telles les roues d'une voiture pesamment chargée. Les symptômes sont à près ceux d'une fracture du larynx, mois plus graves ; la mort est généralement le résultat de l'asphyxie déterminée par l'écartement des deux bouts, l'effacement du canal intermédiaire et l'introduction du sang dans les voies respiratoires. Dans les fractures hautes, la trachéotomie, et mieux la suture de la trachée, peut trouver son indication.

### B. — Plaies du cou.

Les plaies de la partie postérieure du cou, plus rares, sont limitées à l'action de coups de sabre ou dues à quelque trajet de balle. Elles ne présentent pas d'indication spéciale ; je n'en parlerai donc pas.

Il n'en est pas de même des plaies de la partie antérolatérale. Celles-ci sont assez fréquentes, graves souvent, variées dans leurs symptômes, fertiles en indications différentes.

Je diviserai l'étude de ces plaies en cinq paragraphes :

I. Plaies non pénétrantes.

II. Plaies pénétrantes comprenant : *a*) plaies de la région hyoïdienne ; *b*) plaies du larynx et de la trachée ; *c*) plaies du pharynx et de l'œsophage.

III. Plaies des artères.

IV. Plaies des veines.

V. Plaies des nerfs.

#### I. — Plaies du cou non pénétrantes

Ce sont celles qui n'entament pas le tube digestif, ni le conduit aérien. Si nous en exceptons aussi les blessures des gros vaisseaux et des nerfs, ces plaies sont simples et ressemblent à toutes les plaies possibles. Cependant un point assez intéressant à noter, c'est, dans les blessures par balle, la facilité avec laquelle les gros vaisseaux évitent le projectile, grâce à leur mobilité et à la protection de leur gaînes cellulaires. Il n'est pas rare de rencontrer des éclats d'obus ou de grenade venant se loger au niveau du cou ou, au contraire, y déterminant des sillons plus ou moins profonds. Ces plaies ne présentent rien de particulier à signaler.

## II. — Plaies pénétrantes des voies respiratoires et digestives

J'étudierai successivement : *a*) les plaies pénétrantes de la région hyoïdienne ; *b*) les plaies du larynx et de la trachée ; *c*) les plaies du pharynx et de l'œsophage.

### A) *Plaies pénétrantes de la région hyoïdienne.*

Elles peuvent être produites par des instruments tranchants ou piquants; celles que j'ai observées avaient été produites par des balles et des éclats d'obus. Dans ces blessures, l'hémorragie est souvent considérable, ce qui s'explique par la présence des artères linguale et faciale et des veines qui leur correspondent. On observe l'issue, par la blessure, des aliments ou des boissons ainsi que de l'air expiré, d'où gêne de la déglutition, toux spasmodique, accès de suffocation ; les liquides introduits dans la bouche et la salive s'écoulent continuellement par la plaie. La voix est toujours un peu troublée, mais non abolie, et l'on peut parfois voir les cordes vocales fonctionner. Il faut craindre, dans ces cas, l'œdème de la glotte, et surtout les complications pulmonaires par introduction dans les voies respiratoires, non seulement de liquides sanieux, mais encore de parcelles alimentaires et de liquides, lors de l'alimentation, toujours difficile, des blessés.

Faut-il suturer ces plaies ? Il n'existe pas de règles fixes à ce sujet. Si la blessure est peu profonde, s'il n'y a pas communication avec le tube digestif, évidemment on doit suturer et suturer de bonne heure. Au contraire, la blessure est-elle très profonde, est-elle déjà ancienne, infiltrée, plus ou moins infectée, on pourra rapprocher les tissus par quelques points, mais on laissera la plaie ouverte, on y pratiquera des lavages répétés avec une solution chloralée au centième. On pourra rapprocher les parties profondes, mais laisser ouverte la plaie extérieure. On nourrira le blessé avec une sonde œsophagienne, pour éviter le passage des aliments par la plaie, on lavera également fréquemment la cavité buccale. Des indications particulières se présentent parfois dans ces blessures, telles que l'enlèvement d'un fragment de l'épiglotte qui ne tient plus que par un mince pédicule et qui menace de tomber dans la glotte, la trachéotomie, dans certains cas, et l'introduction de la sonde œsophagienne, ainsi que je le disais tout à l'heure. Il sera bon de mettre la tête dans une position inclinée qui permettre le contact des deux lèvres de la plaie. Il peut, après cicatrisation, persister une fistule dont la perte de substance devra être comblée par une opération autoplastique.

### B) *Plaies du larynx et de la trachée.*

Il est difficile de préciser la fréquence de cette variété de blessures, étant donné que beaucoup d'entre elles restent méconnues, les blessés succombant rapidement sur le champ de bataille. Je parle ici surtout des plaies par projectiles de guerre, celles succédant aux armes blanches étant beaucoup plus rares — surtout dans cette guerre — et revêtant une gravité qui s'oppose à ce qu'on puisse les observer.

Quelles que soient les lésions produites dans le larynx et la trachée, portant sur les cartilages, les muscles ou la muqueuse, lésions sur lesquelles je ne puis insister ici, les plaies que j'ai observées et que j'ai en vue sont produites soit par des balles de fusils ou de mitrailleuses, plaies généralement en séton avec petit orifice d'entrée régulier et orifice de sortie un peu plus large ; soit par des shrapnells, des éclats d'obus ou de grenades, plaies souvent plus néfastes, irrégulières, avec tissus contus, dilacérés, cartilages éclatés, broyés, avec projectiles ou parties vestimentaires restant inclus, ainsi que j'en ai vu des cas. Ces plaies, en effet, sont susceptibles, en suppurant, de laisser plus facilement après elles des séquelles graves.

Dans ces blessures laryngo-trachéales, il faut parer le plus vite possible aux symptômes alarmants qui se présentent. L'hémorragie, pour ne pas provenir des gros troncs du cou, n'en est pas moins abondante le plus souvent. La plaie est-elle large, le sang sort au dehors ; est-elle étroite, il pénètre dans les voies respiratoires : le blessé tousse sans cesse et le rejette par la bouche et par le nez, comme dans une hémoptysie ordinaire. Ou bien le sang s'infiltre dans les tissus, d'où des compressions et la menace, pour plus tard, de suppurations diffuses.

Il faudra donc arrêter l'hémorragie et rétablir la respiration, qui est gênée par le sang tombé dans les voies respiratoires, ou par la présence dans le conduit laryngo-trachéal de parties détachées ou flottantes. Dans ces cas, la trachéotomie est généralement nécessaire, à moins que la trachée ne soit déjà ouverte ; on n'a qu'à introduire dans le bout inférieur une canule ou une grosse sonde en gomme. Si le sang continuait à couler sur les côtés de la canule, on pourrait l'envelopper de gaze, de façon à comprimer légèrement les parois.

La voix ne se fait plus entendre lorsqu'il s'agit d'une plaie un peu considérable du larynx ou de la trachée, mais il suffit d'incliner en avant la tête pour rétablir momentanément la voix, à moins que des lésions des cordes vocales ou la section des récurrents n'empêchent complètement l'émission des sons.

La dyspnée manque rarement. Elle peut aller jusqu'à l'asphyxie. Nombreuses sont ses causes : du sang qui se verse dans les voies respiratoires, des lambeaux flottants ou des parties détachées du larynx qui viennent obstruer la glotte, une trop forte rétraction des extrémités sectionnées de la trachée, la compression exercée par une collection sanguine, par l'emphysème, par le gonflement inflammatoire, enfin par la présence du projectile. Ajoutons que la déglutition est aussi mécaniquement gênée en dehors de toute lésion de l'œsophage et du pharynx.

Lorsque les plaies sont larges et nettes, ces complications sont moins graves, mais dans les plaies étroites, mâchées, par éclat d'obus, on observe souvent un gonflement qui, en quelques heures, peut amener l'obstruction complète des voies respiratoires. Dans ces conditions, le blessé doit être surveillé de très près. Il faudra être prêt à pratiquer la trachéotomie dès que la dyspnée deviendra menaçante. Une dyspnée légère ne constitue pas une indication absolue. Les blessés peuvent guérir après l'avoir présentée ; j'en ai observé des exemples. Mais, si le blessé devait, par le fait des circonstances, être abandonné à lui-même, loin de tout secours chirurgical, il ne faudrait plus hésiter à pratiquer la trachéotomie. Il est même permis, dans ces conditions, de songer à une opération préventive, si la lésion, tout en ne compromettant pas actuellement la vie, semble de nature à faire naître tout d'un coup, au bout de quelque temps, de sérieux dangers d'asphyxie.

Ce que j'ai dit plus haut des inconvénients des sutures est également applicable ici. La suture transformera souvent en une plaie étroite et dangereuse, une plaie large qui aurait guéri sans complication. Pourtant, lorsque le canal laryngo-trachéal étant plus ou moins sectionné en travers, ses deux bouts s'écartent d'une façon notable, il y a lieu de chercher à les rapprocher au moyen de quelques fils de soie passés au niveau de leurs bords respectifs. Il est indispensable de placer la tête dans la flexion, qui amène un sensible rapprochement des bords de la plaie, et de faire un pansement aussi soigné, aussi aseptique que possible. Si l'on a pratiqué la trachéotomie, on peut plus facilement faire des sutures pour diminuer à ses angles une plaie extérieure démesurément vaste, mais il vaut toujours mieux ne pas faire une suture complète s'il existe des lésions profondes vers le pharynx ou l'œsophage. La nécessité de nourrir le blessé avec la sonde œsophagienne s'impose quelquefois, et l'on pourra se trouver bien de laisser la sonde à demeure.

Les projectiles qui pénètrent dans le larynx et s'y maintiennent sont généralement des éclats d'obus, les balles ne faisant que traverser. Suivant leur volume et suivant leur siège, après localisation radiographique, on les abordera soit par voie externe, soit par voie endo-laryngée. Je citerai deux exemples de ces deux modes d'intervention.

Nous observons, chez un nommé M..., un éclat d'obus ayant pénétré au niveau de la région carotidienne gauche, déterminant une hémorragie diffuse infiltrant les tissus du cou et de la partie supérieure de la poitrine, hématome infecté qui donna lieu à un abcès qui fut ouvert. La radiographie montra la présence du corps étranger. Je pratique, sous anesthésie générale, une incision verticale au niveau de l'ancienne incision de l'abcès, et, incrusté dans la paroi externe du cartilage thyroïde, j'extrai, à l'aide d'une pince, un morceau d'enveloppe d'obus en cuivre d'un centimètre carré de surface. Pas de réunion. Une mèche tamponne la plaie. Guérison rapide.

Chez un deuxième blessé, le nommé G..., l'éclat d'obus avait pénétré et perforé complètement la lame gauche du cartilage thyroïde et restait enchâssé au niveau du ventricule droit, immédiatement au-dessous de la corde vocale droite. Au laryngoscope on aperçoit le corps étranger, sous la forme d'une petite masse noire du volume d'une grosse tête d'épingle en verre, émergeant de la muqueuse. Après cocaïnisation de l'isthme du gosier et de toute la surface supérieure du larynx, je pratique des tentatives d'extraction de l'éclat avec des pinces laryngiennes variées. Ces tentatives, au nombre de 12 ou 15 dans une même séance, arrivent à mobiliser le projectile, et enfin on peut le saisir solidement pour l'extraire. Pendant cette extraction, un spasme laryngé fait lâcher la pince, mais le corps étranger est immédiatement expulsé ; il présente une longueur d'un centimètre et demi sur 5 à 6 millimètres de largeur au niveau de sa base. Aucune réaction inflammatoire consécutive, un peu d'enrouement, qui persista pendant une quinzaine de jours.

Les blessures de la trachée et du larynx présentent encore des complications, mais d'ordre éloigné, qui réclament l'intervention du chirurgien ; ce sont les fistules et les rétrécissements du conduit laryngo-trachéal. Je ne puis, dans le cadre de ce travail, m'étendre sur le traitement détaillé de ces complications ; il me suffira de les signaler et d'en dire brièvement quelques mots.

Les rétrécissements ou sténoses cicatricielles laryngo-trachéales sont justiciables d'une intervention permettant de supprimer la canule à ceux qui en sont porteurs et de rétablir la perméabilité du canal aérien. Cette opération consiste essentiellement à ouvrir le larynx ou la trachée, ou ces deux organes, à supprimer le tissu cicatriciel par ablation, pour maintenir béante l'ouverture artificielle ou *stomie* faite aux voies aériennes ; de dilater par cette fenêtre le passage ainsi formé et de surveiller la cicatrisation des parois du nouveau conduit de l'air. Cette intervention constitue la laryngostomie ou la trachéo-laryngostomie, dont la description existe dans tous les traités.

Quant à la guérison des fistules traumatiques de la trachée ou du larynx, elle exige une opération autoplastique, ou laryngo-trachéoplastie, comprenant des procédés à lambeaux que je ne puis que signaler. Mais il est clair que l'on ne peut songer à oblitérer une fistule avant d'être sûr que l'air passe librement dans la portion de l'arbre respiratoire située au-dessus d'elle, avant d'avoir enfin rétabli le passage, s'il était oblitéré, et il l'est d'habitude.

c) *Plaies du pharynx et de l'œsophage.*

La lésion simultanée de la portion laryngienne du pharynx avec le larynx, celle de l'œsophage avec la trachée s'observent dans un certain nombre de plaies par projectiles. Les symptômes trachéaux se mélangent aux symptômes œsophagiens. A côté de la suffocation et des menaces d'asphyxie, à côté de l'aphonie, de l'issue de l'air par la plaie, de l'emphysème, on rencontre un phénomène pathognomonique d'une blessure de l'œsophage : l'issue par la plaie de la salive et des substances ingérées.

Je ne reviendrai pas sur la gravité des complications que j'ai déjà indiquée, ainsi que sur le traitement dont j'ai dit un mot au sujet des plaies de la région hyoïdienne. On tentera la suture de la muqueuse œsophagienne et, dans le cas de section complète de l'œsophage avec rétraction du bout inférieur vers la poitrine, il faudra aller saisir ce bout et fixer, soit à la plaie, soit au bout supérieur, si possible.

De toutes façons, la cicatrisation de l'œsophage ou du pharynx devra se faire sur une sonde que l'on laissera à demeure dans l'œsophage aussi longtemps qu'il sera nécessaire. Grâce à cela on pourra nourrir les malades sans craindre le passage des aliments dans les voies respiratoires.

## III. — Plaies des artères

Je n'envisagerai ici que les plaies artérielles par projectiles, qui sont de beaucoup les plus fréquentes dans cette guerre. Elles exposent d'ailleurs davantage aux hémorragies secondaires, et c'est à elles bien plus qu'aux hémorragies primitives que le chirurgien est appelé à remédier. En effet, dans les hémorragies primitives, si l'on n'intervient pas immédiatement — et cela est la plupart du temps impossible — la mort a lieu en quelques secondes si la plaie est un peu large et si elle porte sur un des gros vaisseaux du cou. Les principales artères du cou pouvant être lésées sont : le tronc brachio-céphalique, la carotide externe et ses branches, la carotide interne, l'artère sous-clavière et ses branches.

Quelle que soit l'artère qui saigne, il faut arrêter l'hémorragie avec rapidité. La meilleure méthode est la ligature du vaisseau au-dessus et au-dessous de la blessure. Au cou, la nécessité d'agir ainsi paraît s'imposer plus que partout ailleurs. Si le sang se précipite avec force vers la blessure par le bout central, il y revient avec facilité par le bout périphérique, grâce aux larges anastomoses qui unissent, au niveau de l'hexagone de Willis, les carotides et les vertébrales des deux côtés, et à celles qui, dans toute la face, permettent le passage du sang d'une carotide externe à l'autre.

Pourtant on pourra être forcé d'employer la méthode d'Anel, qui consiste à lier seulement à distance, entre le cœur et la plaie, soit le vaisseau atteint lui-même, soit le tronc d'où il dérive. Les ligatures, au cou, ont toujours une gravité particulière. L'interruption brusque de la circulation dans la carotide primitive ou dans la carotide interne peut entraîner certains accidents.

Il ne faut pas fonder de grands espoirs sur la compression, le tamponnement, les applications froides, etc. C'est à la ligature qu'il faut avoir recours. Si le diagnostic de l'artère lésée pouvait toujours être fait avec certitude, le traitement des plaies du cou compliquées de lésions artérielles serait très simplifié. Malheureusement, il l'est rarement. Voici, suivant nous, la conduite la plus sage à tenir.

Tout à fait à la base du cou, la recherche du vaisseau lésé en vue de pratiquer sa ligature est très difficile.

A la partie moyenne du cou, la ligature de l'artère carotide primitive est de règle.

Entre le bord supérieur du cartilage thyroïde et l'angle du maxillaire inférieur, une plaie peut intéresser la carotide primitive à sa partie supérieure, ou l'une de ses branches de bifurcation, ou encore les rameaux de la carotide externe. Rechercher directement l'artère lésée, la lier au-dessus et au-dessous de l'orifice, c'est évidemment la conduite la plus rationnelle. Mais il n'en est pas toujours ainsi ; on va souvent au hasard, car on ignore généralement quelle est l'artère en cause ; on se perd dans des tissus infiltrés, et pendant ce temps le blessé peut succomber. Aussi est-il souvent préférable de courir au plus pressé. Un fil est passé sous la carotide primitive à sa partie moyenne. C'est une opération facile et qui se fait rapidement.

Je pense qu'après avoir arrêté l'hémorragie, on pourrait prolonger par en haut l'incision et aller, dans une seconde opération, chercher le vaisseau lésé, le lier directement au-dessus et au-dessous de son ouverture. Au-dessus de l'angle de la mâchoire, la recherche du vaisseau lésé devient tout à fait impossible. Il faudra pratiquer la ligature d'un tronc principal. Si l'on est pressé, on liera la carotide primitive. A-t-on plus de temps, on met à découvert cette artère près de sa bifurcation : on cherche ses deux branches et on les comprime isolément. L'hémorragie s'arrête-t-elle par la compression de la carotide externe, on ne doit lier que ce seul tronc. Cède-t-elle, au contraire, à la compression de la carotide interne, c'est sur cette artère que le fil sera placé ; mais on a peut-être avantage, dans ce cas, à lier la carotide primitive. Il est vrai que par là les hémorragies secondaires risqueront d'être plus fréquentes, la carotide externe amenant au-dessus du fi le sang qu'elle reçoit de ses anastomoses avec sa congénère du côté sain ; mais, d'autre part, à cause même de ces anastomoses, les accidents encéphaliques pouvant se produire après la ligature des carotides pourront être plus facilement évités. Dans les cas où la persistance de l'hémorragie après la compression de la carotide primitive et de ses deux branches donnerait à penser que la blessure siège sur la vertébrale, on ne pourrait guère faire que la compression directe dans la plaie ou essayer de laisser des pinces à demeure, car ce vaisseau n'est guère accessible.

## IV. — Plaies des veines

La région cervicale est assez riche en veines. Dans le réseau sous-cutané, nous avons deux troncs de chaque côté : la veine jugulaire antérieure et la veine jugulaire externe. Les veines profondes sont la veine jugulaire interne, et à la base du cou, les veines sous-clavières. Un riche plexus veineux recouvre la trachée au voisinage du corps thyroïde.

Les plaies légères de la *jugulaire externe* sont peu graves ; dans les plaies avec section, le sang s'arrête, en général, par la compression. Enfin on a signalé le danger de l'introduction de l'air, lorsque la plaie est située à la base du cou, près du point où la veine traverse les plans aponévrotiques.

Les plaies de la *jugulaire interne* donnent lieu à de grandes hémorragies, qui, si elles ne sont pas arrêtées immédiatement, peuvent causer la mort du blessé. Les blessures par balle causent rarement une hémorragie primitive mortelle. Leur danger réside surtout dans les hémorragies secondaires. La suppuration dans le trajet du projectile est l'origine des accidents : elle entraîne le ramollissement du caillot qui avait procuré l'hémostase provisoire, et la phlébite avec sa conséquence fréquente, la pyohémie. Un fait assez curieux dans ces blessures, c'est la présence plusieurs fois constatée d'un corps étranger à l'intérieur de la veine : fragment d'éclat d'obus ou d'os. Dans ces cas, la phlébite est presque fatale.

Le traitement des plaies de la jugulaire interne consistera, outre la compression destinée à s'opposer à l'entrée de l'air dans la veine, à pratiquer celle-ci dans un but d'hémostase. Si celle-ci ne réussit pas, parce que la blessure est large et qu'elle porte sur une veine largement dénudée, il n'y a pas à hésiter. On fera comme pour une plaie artérielle. Le vaisseau est lié au-dessus et au-dessous de l'ouverture. Il ne faut pas craindre une stase sanguine tout à fait hypothétique. La ligature sera faite au catgut et la plaie pansée aseptiquement. Cette pratique de la ligature circulaire est préférable à la ligature latérale qui rétrécit le calibre du vaisseau et prédispose à la thrombose.

Une hémorragie fort grave est celle qui provient de la partie la plus élevée de la jugulaire interne, à l'endroit où elle se continue avec le sinus latéral. J'en ai vu un cas, à la suite d'une fracture avec arrachement de la partie inférieure de l'apophyse mastoïde. A la chute du caillot qui obturait la plaie veineuse, il se produisit une hémorragie secondaire que tamponnements et ligatures ne purent arrêter, et le malade succomba, malgré une ligature de la carotide primitive pratiquée en dernier ressort.

Un procédé élégant pour arrêter une petite hémorragie provenant d'une blessure latérale du vaisseau consiste à couper un petit morceau de muscle voisin et à l'appliquer sur la solution de continuité ; l'hémorragie s'arrête immédiatement.

Quant aux plaies des gros troncs de la base du cou, elles sont rarement constatées, les blessés succombant rapidement par suite de l'hémorragie foudroyante qui en est le résultat.

### V. — Plaies des nerfs

Je ne ferai que signaler les blessures du *plexus brachial* à la base du cou. Les éclats d'obus et surtout les balles passent quelquefois au niveau des nerfs sans les déchirer. D'autres fois, les gros vaisseaux sont lésés en même temps que le plexus et, dans ce cas, la gravité immédiate de la blessure vasculaire relègue au second plan la blessure nerveuse. Je ne puis parler ici des conséquences de ces blessures qui intéressent surtout la chirurgie générale.

Les blessures du *pneumogastrique* ne peuvent guère se produire isolément. Elles accompagnent presque toujours celles des carotides ou des jugulaires. Cependant il n'est pas impossible qu'une balle passe en arrière des vaisseaux sans les toucher et atteigne le pneumogastrique.

La section d'un seul nerf détermine la raucité de la voix par le fait de la paralysie de la corde vocale correspondante. Mais le pouls et la respiration ne sont pas sensiblement modifiés. On lui a attribué, cependant, la diminution ou l'absence du murmure vésiculaire dans le poumon correspondant, une respiration lente et profonde, de la dyspnée, des accès de suffocation ; on a encore décrit du spasme laryngien, de l'enrouement, de l'aphonie, de la dysphagie. Plus fréquentes sont les lésions *des récurrents* ; j'ai eu l'occasion d'en observer plusieurs cas. Voici ce qu'on peut constater : peu de troubles respiratoires ; les modifications de la voix varient depuis la forme bitonale jusqu'à l'aphonie, suivant que le nerf a été irrité, contusionné ou, au contraire, sectionné.

A l'examen laryngoscopique, on trouve les signes d'une paralysie récurrentielle variant suivant le côté atteint. La corde répondant au nerf lésé est fixée sur la ligne médiane, et, si la paralysie est complète, elle s'écarte un peu, prenant ce qu'on nomme la position cadavérique. Si le nerf est simplement irrité ou contusionné, les troubles peuvent être passagers et la guérison a lieu progressivement. Mais, s'il existe une section nerveuse, les phénomènes observés sont malheureusement définitifs, et, actuellement, encore au-dessus des ressources de l'art.

Le *grand sympathique* est rarement lésé isolément, d'où la complexité des symptômes que l'on peut observer. On rencontre, dans ces cas : un rétrécissement de la pupille du côté blessé, un léger ptosis, de la rougeur de la conjonctive, des douleurs de tête, de la rougeur dans la partie correspondante de la face. On peut encore observer des blessures du *grand hypoglosse* avec paralysie et atrophie de la langue. Ces signes disparaissent souvent quelques mois après la blessure, par suite, sans doute, de la régénération du nerf, ainsi que je l'ai déjà noté au sujet des plaies de la langue.

Enfin, pour terminer, je citerai la blessure du *nerf facial* derrière la branche de la mâchoire, blessure dont je n'ai pas besoin de faire ressortir toute la gravité au double point de vue fonctionnel et esthétique.

# PLANCHES

PLANCHE I

1. — *Soldat G.* — Photographie de face à son entrée à l'hôpital.

2. — Le même. — Photographie de profil.

3. — Le même. — Photographie de profil après élimination des escharres et cicatrisation.

4. — Le même. — Photographie de face après l'opération de la rhinoplastie cartilagineuse en un temps. État définitif (1).

5. — Le même. — Photographie de face à la même période.

6. — Le même. — Radiographie de profil montrant l'absence totale des os propres du nez et de la cloison nasale.

(1) Par suite d'une erreur dans le clichage le n° 5 devient n° 4 et le n° 4 devient n° 5.

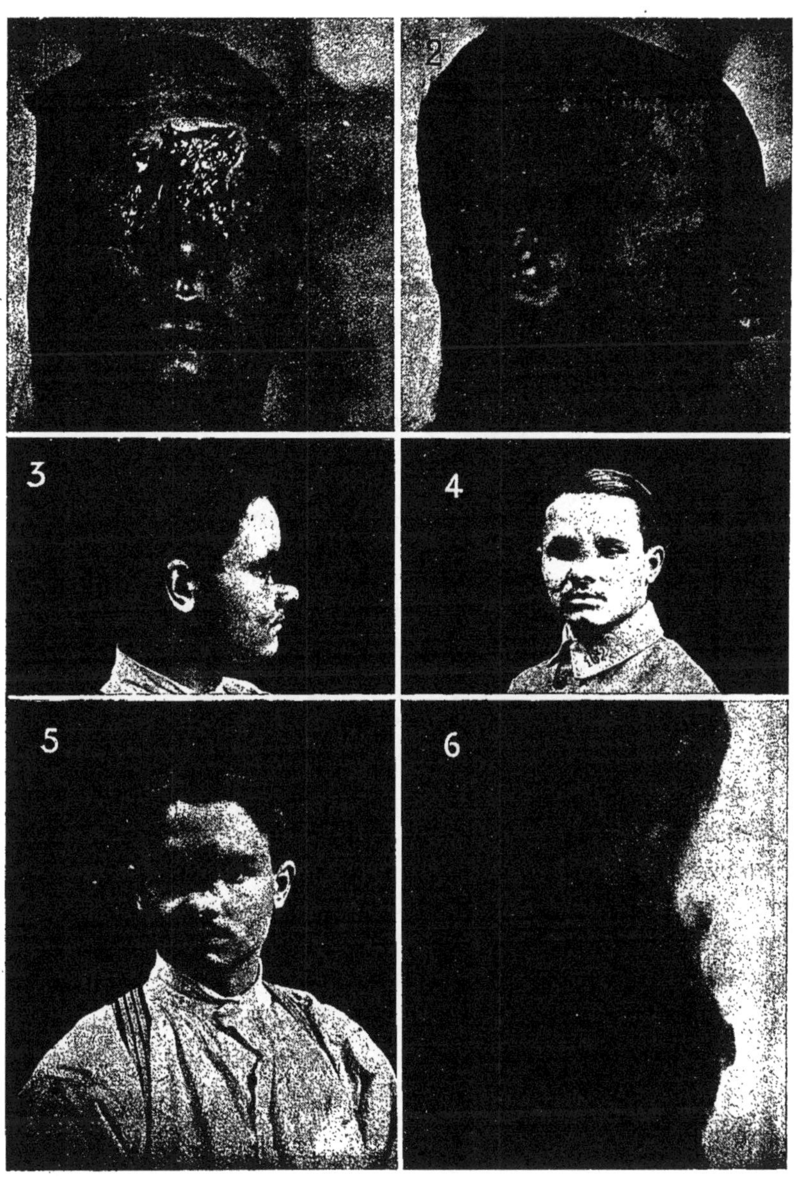


VIGOT Frères Éditeurs

## PLANCHE II

1. — *Soldat R.* — Photographie de face faite après cicatrisation de la blessure, montrant la perte de substance du squelette nasal.

2. — Le même. — Photographie de face après rhinoplastie cartilagineuse en un temps. On voit la torsion dûe au pivotement du lambeau couverture.

3. — Le même. — Photographie de profil après rectification de cette déformation.

4. — Le même. — Photographie de face. Aspect après deux ans.

5. — Radiographie de profil, montrant la perte des os propres du nez et de la cloison nasale.

6. — Radiographie de profil, montrant la présence du cartilage costal.

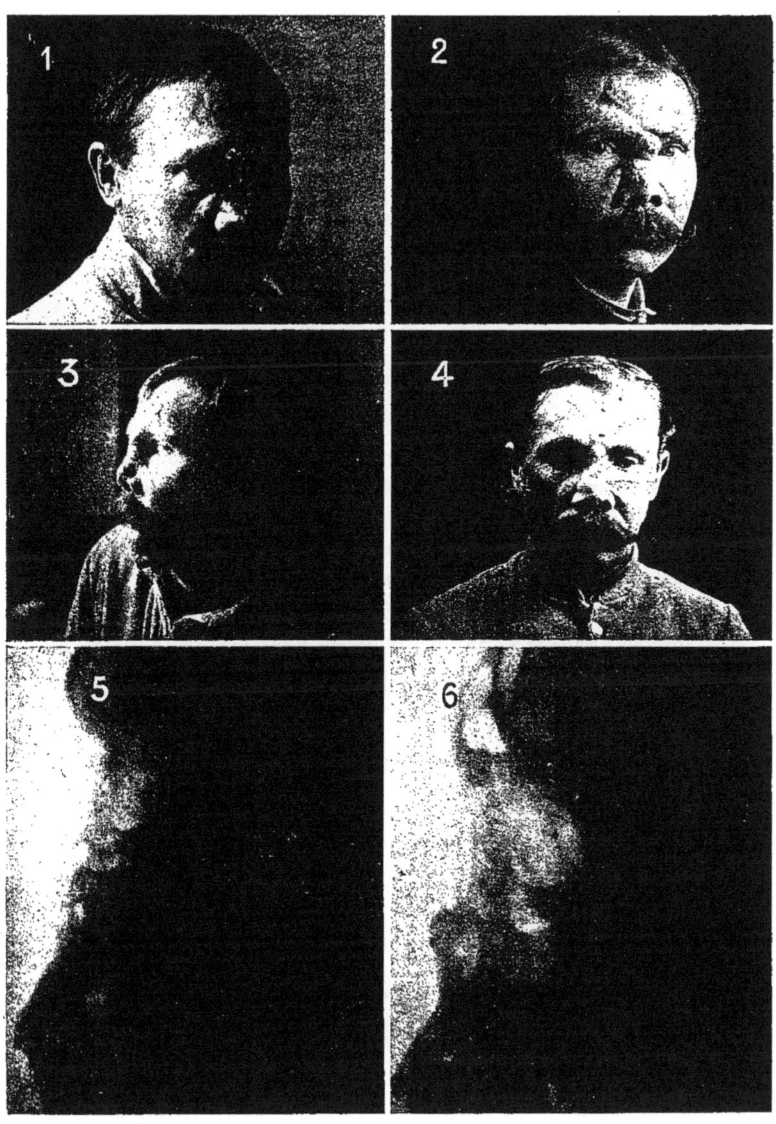


VIGOT Frères Éditeurs

PLANCHE III

1. — *Soldat L...t.* — Radiographie montrant : *a*) un éclat d'obus siégeant sur le plancher du sinus maxillaire; *b*) un petit éclat situé dans le sinus frontal.

2. — *Soldat C...* — Radiographie montrant un éclat d'obus dans la partie postérieure du sinus maxillaire gauche.

3. — *Soldat H...* — Radiographie de face, montrant la présence d'un shrapnell dans la paroi supérieure du sinus maxillaire droit.

4. — *Soldat L...y.* — Radiographie de profil avec plusieurs éclats dans le sinus maxillaire.

5. — *Soldat Z...* — Radiographie de profil : plusieurs éclats d'obus dont un assez volumineux dans le sinus maxillaire droit.

6. — Le même. — Radiographie de face.

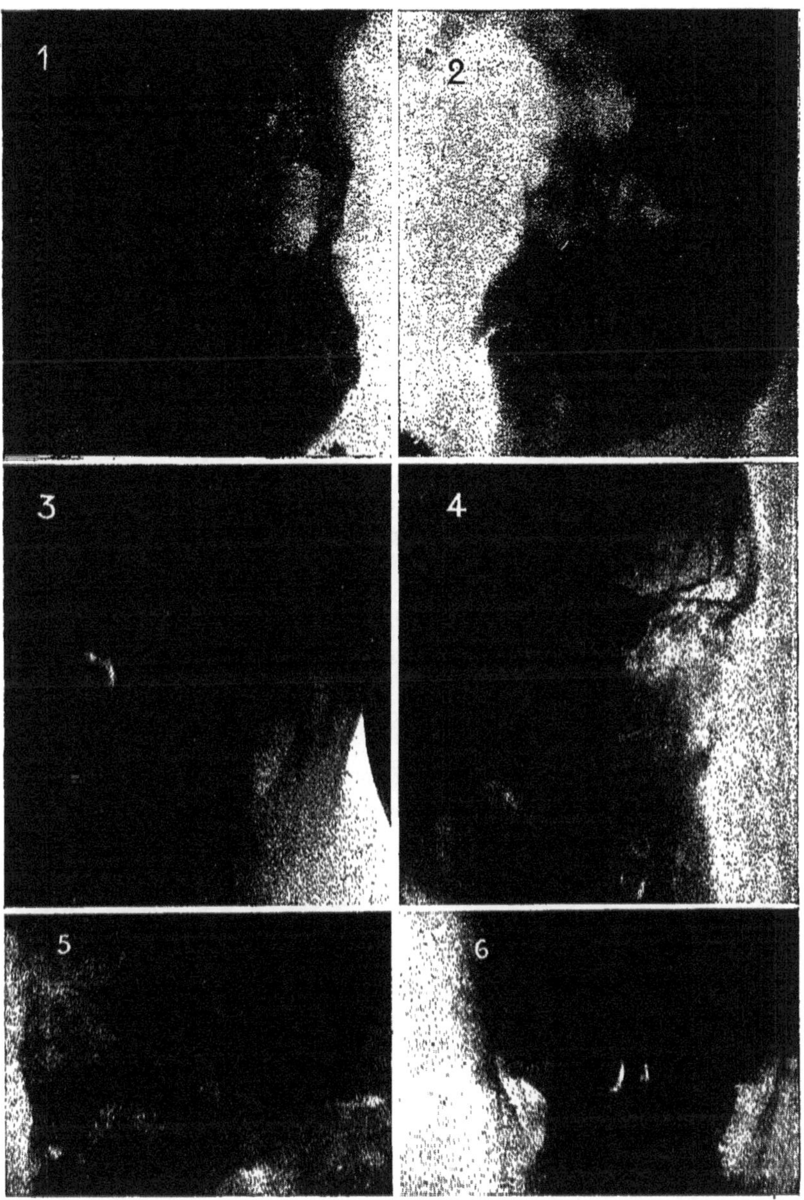


VIGOT Frères Editeurs

## PLANCHE IV

1. — *Soldat Gh...* — Photographie de face après cicatrisation d'une vaste plaie fronto-sinusale droite. Il existe un enfoncement sous lequel bat le cerveau au niveau de la perte de substance osseuse.
2. — Le même. — Photographie de profil montrant la même déformation.
3. — Le même. — Photographie de profil après autoplastie avec cartilage costal.
4. — Le même — Photographie de face, montrant la réparation autoplastique.
5. — Radiographie de profil du même, montrant la perte de substance osseuse.
6. — *Soldat C...n.* — Photographie de face, après guérison d'une perte de substance osseuse sinuso-frontale orbitaire.

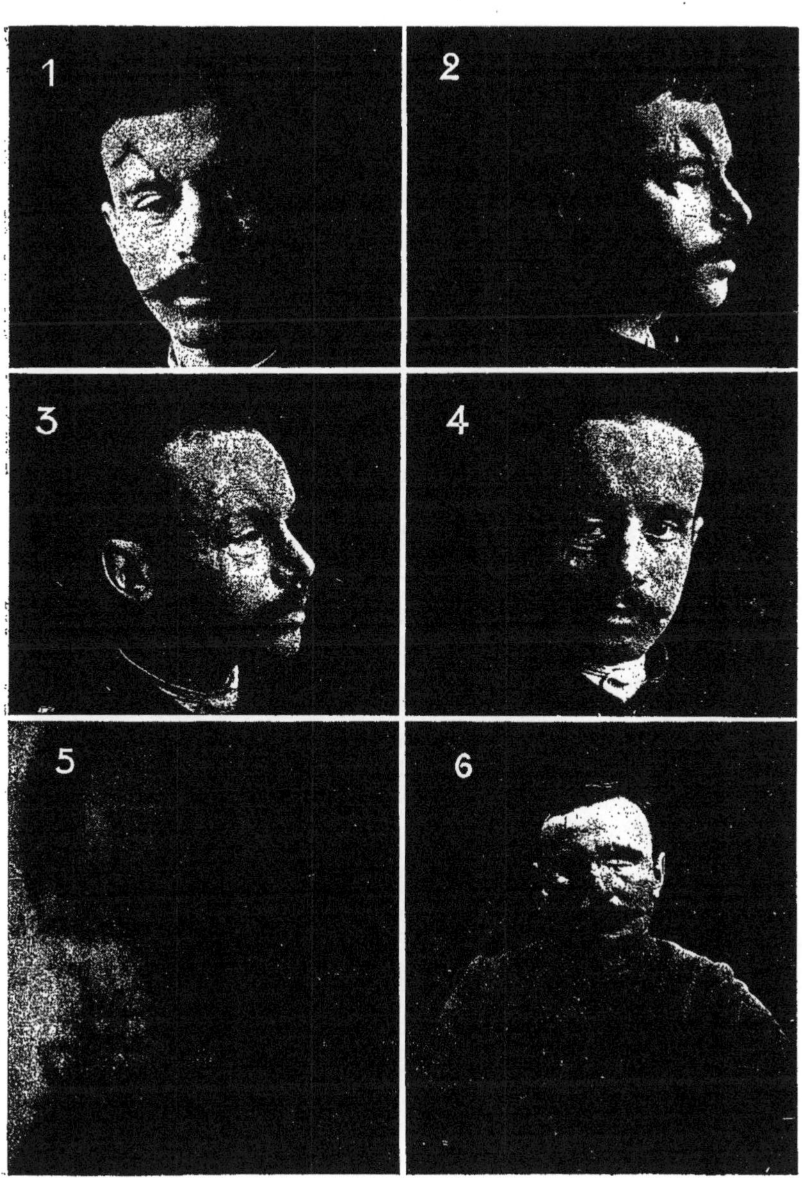


VIGOT Frères Éditeurs

PLANCHE V

1. — *Soldat D...y.* — Radiographie montrant un éclat d'obus intra-sphénoïdal.

2. — *Soldat D...l* — Radiographie de profil : éclat au niveau de la fente ptérigo-maxillaire.

3. — *Soldat L...u.* — Radiographie de face. Eclat d'obus siégeant à 10 centimètres de profondeur à la partie postérieure de la cloison nasale.

4. — *Soldat G...s.* — Radiographie de profil. Eclats multiples dans les sinus maxillaires frontal et dans le conduit auditif externe.

5. — *Soldat Z...* — Radiographie de profil. Eclat d'obus des fosses nasales (région ethmoïdale droite).

6. — *Soldat H...d.* — Radiographie de profil : petits éclats dans les lèvres et les joues.

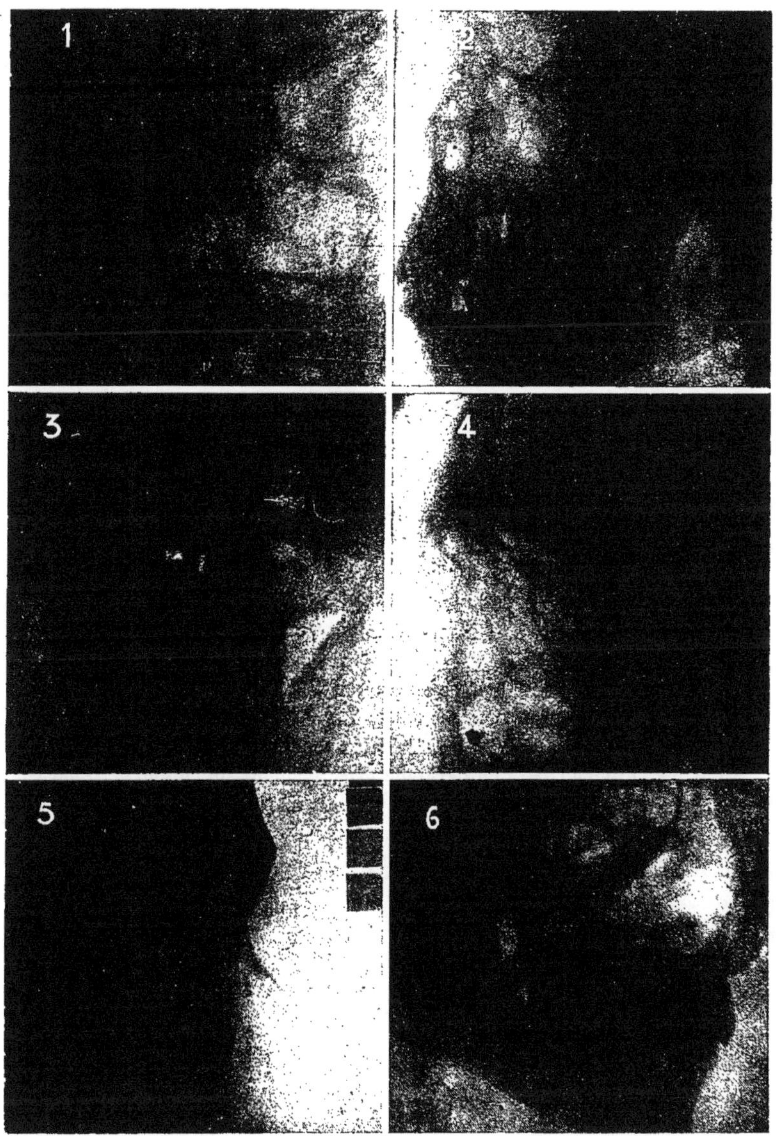


VIGOT Frères Éditeurs

## PLANCHE VI

1. — *Soldat D.* — Photographie montrant une perte de substance de la commissure labiale et de la joue gauche (blessure par éclat d'obus).

2. — Le même. — Après autoplastie.

3. — *Soldat H...d.* — Photographie faite après blessure par balle ayant déterminé un éclatement et une perte de substance maxillo-faciale à gauche.

4. — Radiographie de face du même blessé montrant la perte de substance osseuse et une fracture du maxillaire inférieur.

5. — Le même. — Photographie prise pendant une étape de réparation.

6. — Le même. — Photographie montrant le blessé tel qu'il est actuellement, et après autoplasties.

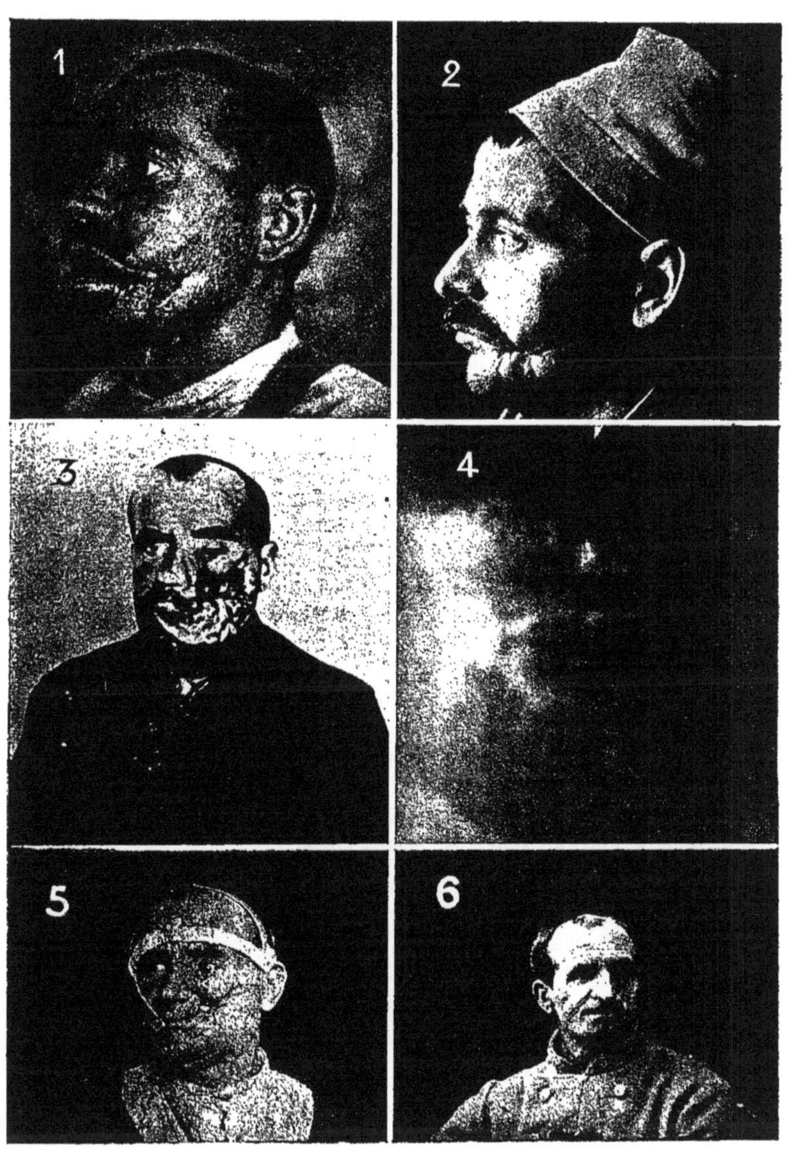


VIGOT Frères Éditeurs

PLANCHE VII

1. — *Soldat E...y* — Radiographie de profil : nombreux petits éclats d'obus situés dans la joue, les lèvres et à la racine du nez.

2. — *Soldat L...t.* — Radiographie de profil : éclat d'obus dans la région jujale droite.

3. — *C[t] H...t.* — Radiographie montrant des petits éclats dans l'épaisseur de la langue ainsi que des fragments dentaires.

4. — *Soldat H...d.* — Radiographie de profil : éclat d'obus situé à la partie postérieure de l'apophyse mastoïde.

5. — *Soldat E...u.* — Radiographie de profil : nombreux petits éclat de la joue droite.

6. — *Soldat M....* — Radiographie montrant une perte de substances osseuse maxillo-faciale par éclat d'obus.

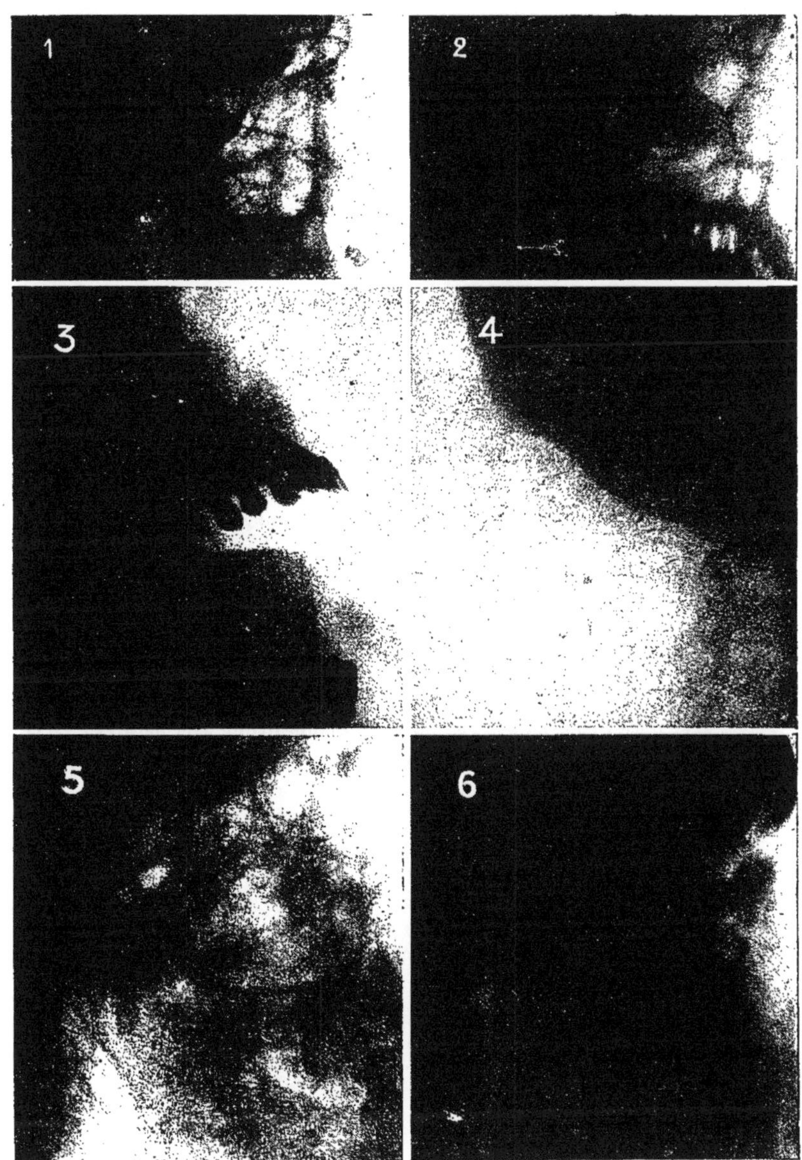


VIGOT Frères Editeurs

PLANCHE VIII

1. — *Aspirant C.* . — Photographie de face montrant après blessure par balle l'énorme déformation du côté droit de la face par fractures intéressant l'os frontal, le maxillaire supérieur, le malaire, le maxillaire inférieur et la régiou temporo-mastoïdienne.

2. — Radiographie de face du même montrant les pertes osseuses.

3. — Le même. — Photographie de profil montrant les mêmes lésions que la photo n° 1.

4. — Le même. — Photographie de face après plusieurs opérations et ablations d'esquilles.

5. — *Soldat G... p.* — Photographie de profil, montrant une cicatrice vicieuse de la région parotidienne droite avec paralysie faciale.

6. — Le même. — Photographie de profil après ablation du tissu cicatriciel.

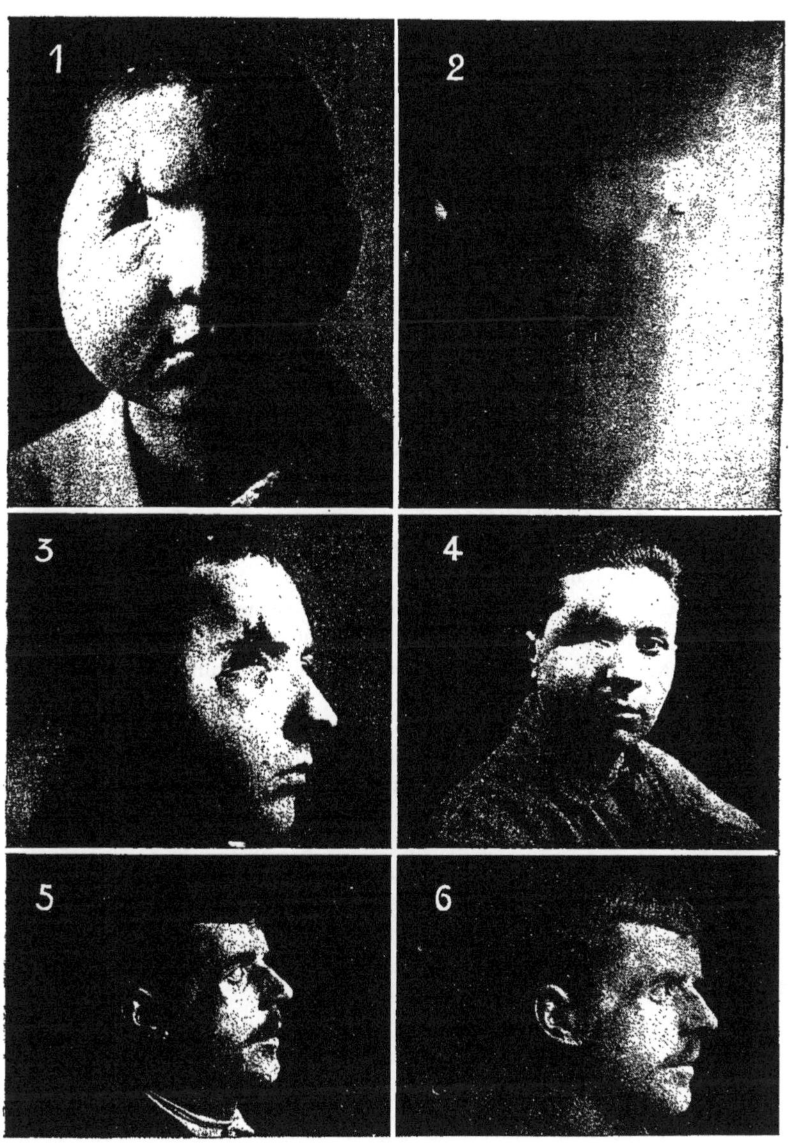


VIGOT Frères Éditeurs

## PLANCHE IX

1. — *Soldat Ch*... — Radiographie de profil, montrant un gros éclat d'obus dans la région parotidienne.

2. — *Soldat M*... — Radiographie montrant un éclat situé dans la région carotidienne.

3. — *Soldat C*... — Radiographie de profil : éclat situé en dehors de l'amygdale dans l'espace maxillo-pharyngien.

4. — *Soldat M...ge*.— Radiographie de profil : gros éclat de la région cervicale latérale (région carotidienne).

5. — *Soldat P...t*. — Radiographie de profil : éclat de la région sous-hyoïdienne.

6. *Soldat D*... — Photographie montrant un malade porteur d'une canule parlante à la suite d'une blessure par balle du larynx et attendant qu'on puisse fermer son ouverture trachéale.

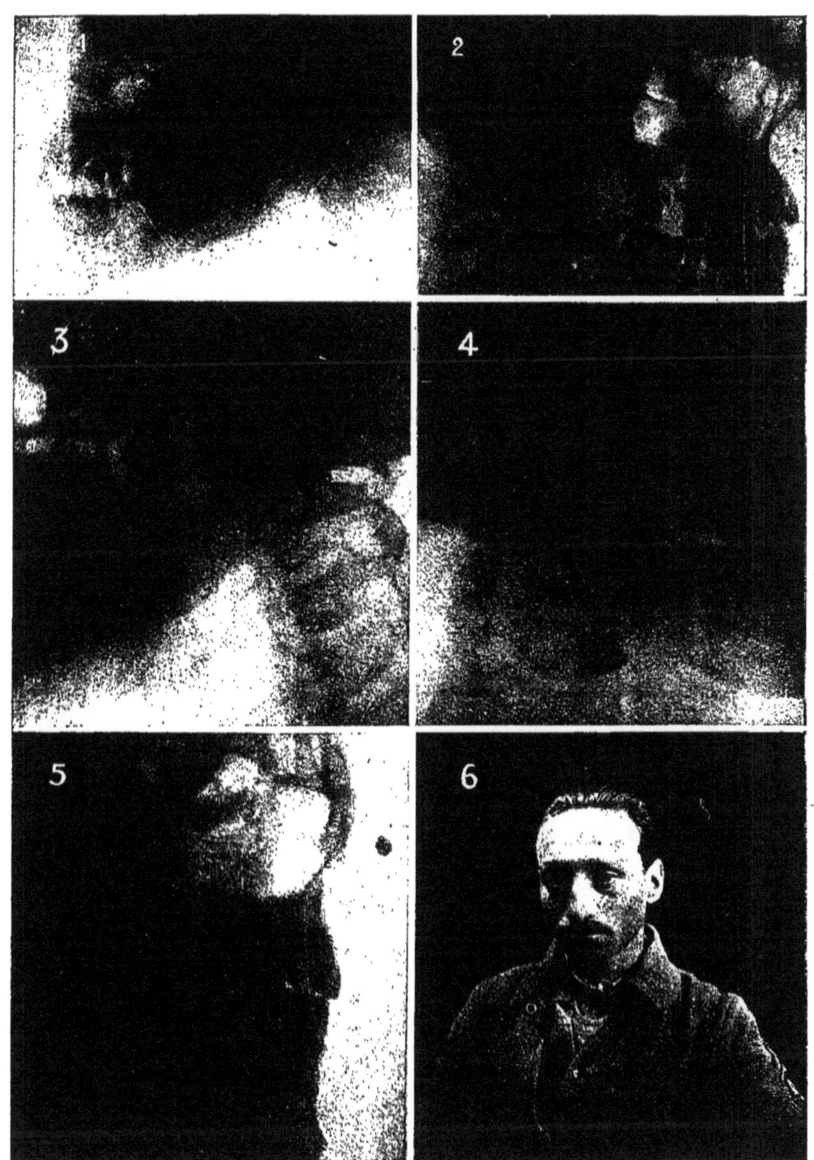


VIGOT Frères Éditeurs

# TABLE DES MATIÈRES

## TROISIÈME PARTIE

III. — Blessures du rhino-pharynx et du pharynx, des amygdales, du palais et du voile du palais, de la langue, des joues et des lèvres.



## QUATRIÈME PARTIE

IV. — Blessures de l'appareil de l'audition

## CINQUIÈME PARTIE

V. — Blessures de la région cervicale. Plaies du cou



MAYENNE, IMPRIMERIE CHARLES COLIN

www.ingramcontent.com/pod-product-compliance
Ingram Content Group UK Ltd.
Pitfield, Milton Keynes, MK11 3LW, UK
UKHW021545260726
13993UKWH00002B/642

9 782019 971229